FETTABBAU
SCHLANK
WERDEN BLEIBEN

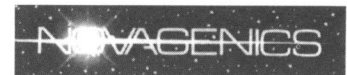

CIP-Titelaufnahme der deutschen Bibliothek:
Volker Klein
Fettabbau – schlank werden und bleiben
3. Auflage Novagenics Verlag 1993

Titelfoto: Thomas Janssen, fotographiert von Volker Klein

Copyright © 1991, 92, 93 Novagenics Verlag, D-5760 Arnsberg 1

Inhalt

1

Verzeichnis der Abbildungen

3

Einleitung

Dieses Buch richtet sich an all diejenigen, die Fett abbauen wollen. Dabei ist nicht von Bedeutung, ob Sie nur ein paar Kilo verlieren möchten, oder ob Sie sich auf einen sportlichen Wettkampf vorbereiten, bei dem ein bestimmtes Gewicht oder ein bestimmtes Aussehen gefordert ist. Vor allem richtet sich dieses Buch an jene, die auf dem Weg zu weniger Körperfett und mehr Gesundheit schon die eine oder andere Enttäuschung hinter sich haben und mit Wunderdiäten oder Wundermitteln Zeit und Geld verschwendet haben.

Wenn Sie dieses Buch gelesen haben, werden Sie wissen, daß der Verlust von Körperfett ein Prozeß ist, der nach bestimmten Gesetzen abläuft. Folgen Sie diesen Gesetzmäßigkeiten, werden Sie auch unweigerlich Fett abbauen. Sie werden ebenfalls feststellen, daß Fettverlust nicht unbedingt Gewichtsverlust bedeutet. Zu lange haben sich viele Menschen dem Diktat der Waage unterworfen. Die Waage gibt Ihnen nur Aufschluß über Ihr Gesamtgewicht, nicht aber über Ihre Körperzusammensetzung. Und die Körperzusammensetzung entscheidet letztlich über Leistungsfähigkeit, Gesundheit, Aussehen und Wohlbefinden.

Die Balance zwischen fettfreier Körpermasse und Körperfett hat weitreichenden Einfluß auf Ihr ganzes Leben. Aber wenn Sie das nicht zumindest ahnen würden, hätten Sie sich für dieses Buch gar nicht erst interessiert. Als ich von der großen Anzahl von Menschen sprach, die Gründe zum Abnehmen finden, wollte ich Ihnen vor Augen führen, daß all diese Menschen einen ähnlichen Stoffwechsel haben, der denselben Gesetzen folgt. Sie unterscheiden sich aber in ihren Zielen. Der eine will etwas Fett verlieren, weil er aus seiner Garderobe »herauswächst«, der andere, weil er sich für eine Bodybuilding-Meisterschaft vorbereiten will. Für manche ist es notwendig, nach einer schweren Krankheit, etwa einem Herzinfarkt abzuspecken, andere wollen es gar nicht erst soweit kommen lassen.

Da die Motive für den gewünschten Fettverlust so weit auseinanderliegen, beginnt dieses Buch mit einem allgemeinen Teil. In den ersten vier Kapiteln erfahren Sie, was Sie tun müssen, um Fett abzubauen und Ihrem Ziel näherzukommen. In den folgenden zwei Kapiteln und den Anhängen erhalten Sie weitere Informationen, die für Sie nützlich sind, falls Sie mehr oder schneller abnehmen möchten. Sie finden Tabellen über den Fettgehalt verschiedener Nahrungsmittel, zum Glykämie-Index diverser Lebensmittel und Informationen zu einigen Substanzen, die den Fettabbau beschleunigen.

Auf einen Rezeptteil habe ich bewußt verzichtet, weil er den Rahmen dieses Buches gesprengt hätte. In der Bibliographie am Ende des Buches finden Sie einige Bücher, die mir persönlich das Kochen erleichtern. Ihr Buchhändler kann Ihnen bestimmt eine große Auswahl ähnlicher Bücher empfehlen. Ich wünsche Ihnen viel Spaß beim Lesen, beim Training, beim Essen und natürlich viel Erfolg beim Fettabbau.

Volker Klein

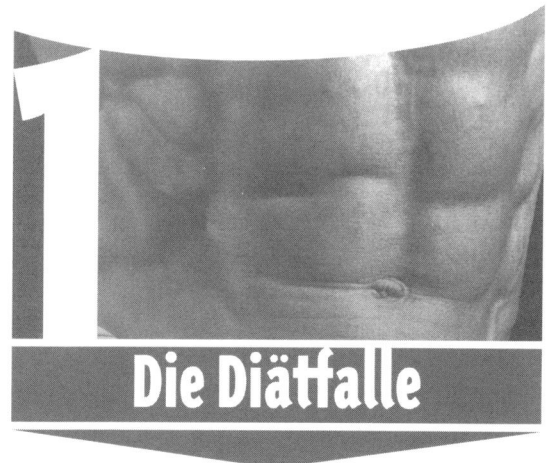

Die Diätfalle

Eine akzeptable körperliche Erscheinung ist heute untrennbar mit einer schlanken Figur und athletischem Körperbau verbunden. Dieses Idealbild vor Augen, laufen viele Menschen blindlings, andere sogar wider besseren Wissens in die »Diät-Falle«.

Häufig machen sich windige Geschäftemacher Unwissen und Ungeduld dieser Menschen zunutze, um schnelles Geld zu verdienen. Nahezu jede Zeitschrift wirbt in regelmäßigen Abständen mit der neuesten, absolut sicheren und blitzschnell wirkenden Diät; unüberschaubar ist die Zahl der Produkte, die schnellste Erfolge bei geringster Anstrengung versprechen. Allein die Nachfrage nach solchen Informationen und Produkten zeigt, wie ernst es vielen Menschen in ihrem Anliegen ist, Körperfett zu verlieren. Nicht zuletzt die Tatsache, daß Sie dieses Buch in den Händen halten, zeigt, daß Sie die Zeichen der Zeit erkannt haben und Aussehen und Wohlbefinden selbst bestimmen möchten. Um es gleich vorauszuschicken: Sie nehmen nicht dadurch ab, daß Sie dieses Buch lesen! Um Abzunehmen, oder besser gesagt, um überschüssiges Körperfett zu verlieren, sind eine Reihe von Stoffwechselvorgängen in Ihrem Körper erforderlich. Der Stoffwechsel ist ein streng reglementierter, stets nach bestimmten Bedingungen verlaufender Prozeß. Wenn man diesen Prozeß beeinflussen will, darf man sich nicht auf Wundermittel und Zaubertricks verlassen, sondern muß vielmehr versuchen, die ablaufenden Vorgänge zu verstehen und ihre Gesetzmäßigkeiten für sich zu nutzen. Dabei will ich Ihnen helfen.

Sie benötigen Informationen über die grundsätzlichen Vorgänge in Ihrem Körper. Sie müssen wissen, was Sie zu sich nehmen, woraus es besteht und wie Ihr Körper damit umgeht. Sie brauchen Vorschläge zur Umstellung Ihrer Ernährung – um schlank zu werden und schlank zu bleiben. Die Betonung liegt auf bleiben. Darüber hinaus müssen Sie die Bedeutung eines regelmäßigen Übungsprogrammes erkennen.

Ein kurzzeitiger Gewichtsverlust ist nämlich ausgesprochen einfach zu bewerkstelligen. Darauf beruht der scheinbare Erfolg sämtlicher Blitzdiäten. Es ist auch gar nicht so schwer, größere Mengen Körperfett loszuwerden. Ansonsten stünden sämtliche Anbieter diätetischer oder diätunterstützender Mittel längst wegen unlauterer Geschäftsmethoden vor Gericht. Dennoch leiden nach wie vor viele Menschen unter zu hohem Körpergewicht und einer unvorteilhaften Figur. Warum dies so ist, möchte ich Ihnen im folgenden verdeutlichen.

Die Entstehung des Problems

Ein Blick in die Entwicklungsgeschichte des Menschen zeigt, daß sich das Leben von der Steinzeit bis heute sehr verändert hat. In der Frühzeit der menschlichen Entwicklung war der Mensch ein Jäger und Sammler. Eigentlich sogar mehr ein Sammler, wenn man unsere mangelhafte Ausstattung an Reißzähnen und Klauen betrachtet. Das Leben der frühen Menschen bestand im wesentlichen daraus, den ganzen Tag umherzustreifen, Früchte, Nüsse und Gemüse zu sammeln, kleinere Tiere zu jagen oder von größeren gejagt zu werden.

Ihr Leben bestand aus viel Bewegung. Die Nahrung war meistens frisch, abwechslungsreich, häufig pflanzlich und höchst selten üppig. Außerdem mußte sie hart erarbeitet werden. Ein gewisser Fettansatz war eine Art »Versicherung« für Hungersnöte. War reichlich Nahrung vorhanden, wurde geschlemmt, der Überschuß – in Form von Fett – konnte das Überleben in mageren Zeiten garantieren. Mit der weiteren Entwicklung des Menschen aber kehrte sich das Verhältnis zwischen Arbeit und Nahrung immer weiter um.

Er erlernte den Ackerbau, wurde seßhaft, domestizierte wilde Tiere und ernährte sich von ihnen. Der Mensch lehrte seine Tiere, ihm Arbeit abzunehmen und fand mehr Zeit zur Muße. Die Arbeitsteilung und der schnell wachsende Handel schufen weitere Freiräume. Aber es gab immer noch genug Arbeit. Wenn man nicht gerade in den Krieg zog, mußte man sich schließlich um den Aufbau der Welt kümmern, in der wir heute leben. Sie wollte erschlossen, erkundet und bebaut werden. Und wenn dergleichen einmal nicht anlag, mußte man sich um Haus oder Hof kümmern. Aus diesem kleinen Rückblick auf unsere Vorgeschichte können Sie wichtige Rückschlüsse auf die grundsätzlichen Eigenschaften des menschlichen Körpers ziehen, über die Art und Weise, wie er angelegt ist und über seine Bedürfnisse. Unseren frühen Vorfahren war das Problem, daß Sie möglicherweise um die Körpermitte verteilt mit sich herumtragen, nämlich völlig fremd.

Die Kehrseite des Überflusses

In unserem Jahrhundert hat sich vieles verändert. In vielen Ländern griff die Industrialisierung rasend schnell um sich. Die Menschen fanden unzählige Wege, ihr Leben zu vereinfachen. Dazu zählen fast sämtliche der kleinen und großen Annehmlichkeiten, die wir uns heute leisten: Autos, Fernsehgeräte, Telefone, Tiefkühlgeräte, elektrische Rasenmäher und dergleichen mehr. All diese Dinge dienen dazu, unser Leben einfacher und bequemer zu machen. Sie führen aber zwangsläufig dazu, daß wir uns weniger bewegen. Und nicht nur das: Wir ernähren uns auch schlechter.

Anfangs dienten Ackerbau und Viehzucht dazu, die Nahrungsversorgung von Zufällen unabhängig zu machen. Durch sich ständig ausdehnende Handelsbeziehungen kam der Mensch auch in den Genuß fremder Nahrungsmittel. Seit er in der Lage ist, fast alles haltbar zu machen, kann er aus einem schier unermeßlichen Vorrat von Lebensmitteln auswählen. Außerdem bietet ihm die moderne Industrie eine Vielzahl von Gerichten an, die so vorbehandelt und zusammengestellt sind, daß sie mit minimalem Aufwand zubereitet und verzehrt werden können. Insgesamt eine positive Entwicklung, wie es auf den ersten Blick scheint. Bei uns braucht niemand zu hungern, wir können aus einer Vielzahl von Lebensmitteln auswählen und wir brauchen nicht viel Zeit mit dem Erlernen der Kochkunst zu verschwenden. Doch die Natur hat all dies nicht vorausgesehen. Unser Körper gibt uns recht wenig Signale betreffend Art und Menge der Nährstoffe, die wir brauchen. Richtige Hungergefühle kennt bei uns vermutlich kaum noch jemand. Unser Appetit ist sehr anfällig für jede Art der Beeinflussung, und unser Durstgefühl meldet sich eigentlich auch immer zu spät. So ist leicht nachvollziehbar, daß viele Menschen mit dem Überangebot an Nahrungsmitteln nicht zurechtkommen.

Mit unzureichendem Wissen über ernährungswissenschaftliche Zusammenhänge ausgestattet, von der Werbung der Lebensmittelindustrie an der Nase herumgeführt und in eine Welt hinein geboren, in der sowohl Arbeit als auch Freizeit oft sitzend gestaltet werden, ist der Überfettung Tür und Tor geöffnet. Wenn... ja, wenn nicht Ihr Wille wäre. Es liegt einzig und allein bei Ihnen, diesen Kreislauf zu durchbrechen. Wie? Bitte lesen Sie weiter.

Normale Diäten funktionieren nicht
Jahrelang sind Wissenschaftler und Übergewichtige bei der Suche nach einer erfolgreichen Diät falsche Wege gegangen. Auf den ersten Blick scheint Fettverlust einfach die erfolgreiche Umsetzung eines Rechenexempels zu sein.

Wir nehmen Kalorien in Form von Nahrung zu uns und verbrauchen diese wieder durch Körperfunktionen und Bewegung. Nehmen wir nun mehr Kalorien zu uns, als unser Körper verbraucht, speichert er diese in Form von Körperfett. Wollen wir dieses Fett wieder loswerden, brauchen wir lediglich weni-

11

ger zu essen als wir verbrauchen und der Körper nimmt sich die fehlende Energie aus seinen Fettreserven. Klingt logisch, nicht wahr? Doch die Stoffwechselvorgänge in unserem Körper sind ungleich komplizierter. Und nicht nur das – auch unseren Energielieferanten, die Nahrung, müssen wir viel differenzierter betrachten. Lassen Sie uns damit beginnen.

In welcher Form nehmen wir Kalorien zu uns? Unsere Nahrung läßt sich in die drei Hauptgruppen Eiweiß (Protein), Kohlenhydrate und Fette unterteilen. Diese drei Gruppen unterscheiden sich sowohl in Kaloriengehalt als auch im Verwendungszweck innerhalb des Stoffwechsels. Neben diesen Hauptbestandteilen nehmen wir auch Ballaststoffe (für den Transport durch den Darm wichtige, aber unverdauliche Pflanzenfasern), Wasser, Vitamine und Mineralstoffe zu uns. Diese Nahrungsbestandteile sind zwar unabdingbar für das Funktionieren unseres Körpers, haben aber keinen kalorischen Wert.

Protein

Eiweiße, auch Proteine genannt, werden als »Bausteine des Lebens« bezeichnet. Jede organische Lebensform ist aus Proteinen aufgebaut. Proteine wiederum setzen sich aus Aminosäuren zusammen. Für den Aufbau von Körpersubstanz benötigt der Mensch acht sogenannte essentielle und zwei semiessentielle Aminosäuren. Aus diesen zehn Aminos können alle zwölf nichtessentiellen Aminosäuren, die für den Aufbau menschlichen Gewebes ebenfalls notwendig sind, synthetisiert werden.

Die einzelnen Aminosäuren werden im Körper zu Ketten verbunden. Aus den beliebigen Kombinationsmöglichkeiten der 22 Aminosäuren – jede darf beliebig oft und an jeder beliebigen

Stelle der Kette verwandt werden – können die unterschiedlichsten Gewebe hergestellt werden, seien dies nun Haut, Haare,
Fingernägel, Verdauungsenzyme im Speichel oder die Träger
unserer Erbinformation, die DNS. Doch Proteine dienen dem
Körper nicht nur als Bausubstanz. Der Körper zieht Sie aber auch
zur Energiegewinnung heran. Dies geschieht, wenn ein Mangel
an den Substanzen besteht, die ihm als primäre Energiequelle
dienen: Den Kohlenhydraten.

Abb. 1: Die Aminosäuren

essentielle	nichtessentielle
Isoleucin	Alanin
Leucin	Asparaginsäure
Lysin	Cystin
Methionin	Glutaminsäure
Phenylalanin	Glycin
Threonin	Hydroxyprolin
Tryptophan	Prolin
Valin	Serin
Tyrosin	

semiessentielle

Arginin
Histidin

Kohlenhydrate

Wenn Proteine die Steine sind, aus denen der Körper aufgebaut
ist, dann sind Kohlenhydrate die Energieträger, die notwendig
sind, um den Körper zu erhalten und zu bewegen. Kohlenhydrate sind Verbindungen aus Kohlenstoff, Wasserstoff und Sauerstoff. Man teilt sie in drei Gruppen ein: Monosaccharide, Oligo-

saccharide und Polysaccharide. Diese Unterscheidung ergibt sich aus der Zusammensetzung. Monosaccharide, auch Einfachzucker genannt, bestehen aus einzelnen Zuckermolekülen, Oligosacharide aus zwei oder mehr und Polysaccharide aus vielen Zuckermolekülen.

Abb. 2: Erscheinungsformen der Kohlenhydrate

Monosaccharide

Glukose (Blutzucker)

Fruktose (Fruchtzucker)

Galaktose (Fraktion des Milchzuckers)

Oligosaccharide

Saccharose (Rohrzucker)

Laktose (Milchzucker)

Maltose (Malzzucker)

Polysaccharide

pflanzlicher Art (Stärke und Zellulose)

tierischer Art (Glykogen – Speicherform von Glukose)

Der menschliche Organismus wandelt alle ihm zugeführten Kohlenhydrate in Glukose oder Glykogen um. Glukose dient der direkten Energieversorgung von Muskeln, Organen und Gehirn. Das Gehirn ist mit ca. 30% nicht unwesentlich am Energieverbrauch eines ruhenden Menschen beteiligt. Glykogen ist die Speicherform der Glukose. Der Körper kann Glykogen in der Leber und in den Muskeln speichern und, sobald der Blutzucker verbraucht ist, zur Energieversorgung heranziehen. Solange die Kohlenhydratvorräte des Körpers nicht verbraucht sind, greift der Organismus nur in Ausnahmefällen auf Protein zur Energiebereitstellung zurück.

Abb. 3: Schematischer Aufbau eines Fettmoleküls

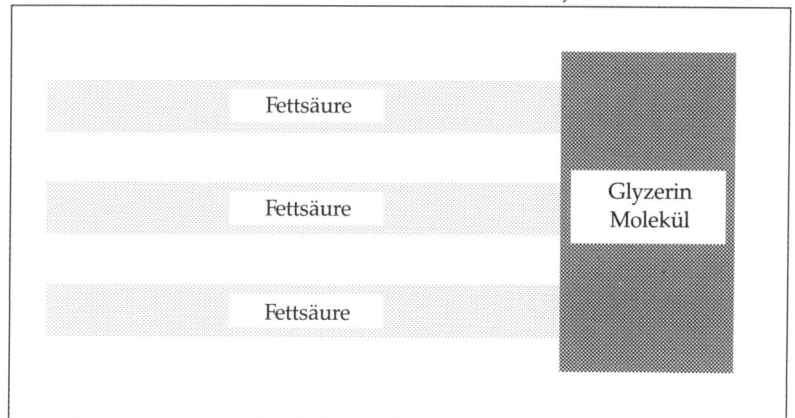

Fette

Fette bestehen aus den gleichen Grundbestandteilen wie Kohlenhydrate, unterscheiden sich aber im Aufbau. Sie erfüllen im menschlichen Körper folgende Aufgaben:

· Speicherform von Energie: Ein Kilo Fett enthält 9000 Kalorien. Das ist mehr als doppelt soviel Energie wie in der gleichen Menge Eiweiß oder Kohlenhydrate enthalten ist (4000 Kalorien pro Kilo). Daher eignet sich Fett besonders gut, um bei wenig Gewicht viel Energie zu speichern.

· Schutz der großen Organe: Fett dient an vielen Stellen im Körper als »Stoßdämpfer« oder Schutz vor Reibung. Benach-

barte Organe bleiben durch Fettpolster im vorgesehenen Abstand zu einander.
· Kälteschutz: Eine relativ dünne Fettschicht unter der Haut schützt den Körper vor Kälte.

Vitamine und Mineralstoffe

Vitamine und Mineralstoffe sind organische bzw. anorganische Stoffe, die in kleinen Mengen in der Nahrung vorkommen. Sie enthalten keine Energie, sind aber für sämtliche Stoffwechselvorgänge im Körper von großer Wichtigkeit. Werden Vitamine und Mineralstoffe nicht regelmäßig zugeführt, fühlt man sich schnell unwohl und die Widerstandskraft gegen Infektionen nimmt rapide ab. Bei einem längerdauernden Mangel an nur einem Vitamin kann es bereits zu schweren Erkrankungen kommen.

Die Verwertung der Nahrung

Aus Kohlenhydraten, Proteinen und Fetten kann der Körper Energie gewinnen. Dabei beachtet er aber folgende »Vorfahrtsregeln«: Kohlenhydrate sind der primäre Energieträger. Aufgrund ihrer Struktur sind sie leicht zu spalten und bei der Energiefreisetzung wird weniger Sauerstoff benötigt als z.B. bei der Energiegewinnung aus Fetten.

Eiweiße können vom Körper ebenfalls zur Energieversorgung herangezogen werden. Wegen der schlechten energetischen Bilanz der Energiegewinnung aus Protein geschieht dies aber nur in sehr geringem Umfang. Nur in Ausnahmesituationen, wenn etwa längere Zeit keine Nahrung zugeführt wurde oder wenn bei starker körperlicher Beanspruchung die Glykogenvorräte verbraucht worden sind, bedient sich der Körper in geringem Maße der Energie, die im Muskeleiweiß steckt. Solange jedoch genug Kohlenhydrate vorhanden sind, werden Proteine zu ihrem eigentlichen Zweck, dem Aufbau von Körpergewebe, genutzt.

Sowohl aus Kohlenhydraten als auch aus Protein kann der Körper Fettgewebe bilden, wenn diese Nahrungsbestandteile im Übermaß vorliegen. Eiweiß wird dazu aber erst zerlegt, umstrukturiert und aus körpereigenen Vorräten mit verschiedenen Elementen ergänzt, um schließlich als Fett gespeichert zu werden. Dafür müssen mehrere energieverbrauchende Stoffwechselzyklen durchlaufen werden. Aus Gründen der Effizienz scheidet der Körper überschüssiges Eiweiß daher eher aus, als das es zu Fett umgebaut wird. Dieser Umstand sollte aber nicht als Aufforderung zum übermäßigen Proteinverzehr verstanden werden: Überflüssiges Eiweiß wird zu Harnsäure abgebaut, die den Organismus erheblich belastet.

In der Nahrung enthaltenes Fett kann weder in Protein noch in Kohlenhydrate umgewandelt werden. Es wird zunächst als Depotfett gespeichert, bevor es dann dem Energiestoffwechsel zufließt. Unter Belastung zieht der Körper die Fettvorräte nur dann verstärkt zur Energieversorgung heran, wenn die Kohlenhydratvorräte bereits angegriffen bzw. verbraucht sind. Zur Fettverbrennung wird sehr viel mehr Sauerstoff benötigt als bei der Energiegewinnung durch Kohlenhydrate. Man spricht daher von einer anaeroben (Kohlenhydrate) bzw. aeroben (Fett) Energiegewinnung. Dies wird uns in einem späteren Kapitel noch beschäftigen. Worin liegt nun der Fehler der Reduktionsdiäten? Sie haben im vorhergehenden Abschnitt gelesen, daß

Sie mit Ihrer Nahrung verschiedene Bestandteile zu sich nehmen. Für die Zusammensetzung Ihres Körpers ist aber nicht nur die Gesamtmenge der zugeführten Nahrung wichtig. Wäre das so, hätten diejenigen Ratgeber recht, die behaupten, zum erfolgreichen Abnehmen genüge eine Einschränkung der Gesamtkalorienmenge. Diese Vorstellung wird allein schon dadurch widerlegt, daß der Körper Nahrungsfett nur in Körperfett umwandeln kann. Selbst wenn Sie von lediglich 500 Fettkalorien täglich leben würden – das sind nur etwa 40% des Grundumsatzes (engl. BMR – Basal Metabolic Rate) eines Durchschnittsbürgers – werden Sie fetter. Der erste Schritt zum Abbau von Körperfett und einer besseren Figur heißt also: Kontrollieren Sie Ihren Fettverzehr!

Begehen Sie nicht den fatalen Fehler, zu wenig oder gar nichts zu essen, bis Sie Ihr Wunschgewicht erreicht haben. Auch wenn Sie Fett verlieren möchten, braucht der Organismus Eiweiß und Kohlenhydrate (Denken Sie nur daran, wieviel Glukose allein Ihr Gehirn zur ordnungsgemäßen Funktion benötigt).

Wenn Sie auf Nahrung an sich verzichten, fühlen Sie sich innerhalb kürzester Zeit unwohl und abgeschlagen. Ihr Körper läuft buchstäblich auf Sparflamme. Die Energievorräte in Leber und Muskeln sind schnell erschöpft. Der Körper beginnt, Muskelgewebe abzubauen. Die Folge: Sie fühlen sich nicht nur schwächer, Sie werden es wirklich! Und als wenn das noch nicht genug wäre, werden Sie sogar effektiv noch fetter! Sie verlieren zwar Gewicht, aber dieses Gewicht besteht zum größten Teil aus den aufgezehrten Kohlenhydratvorräten und Wasser. Der Körper schützt seine Fettvorräte um so hartnäckiger, je eifriger Sie hungern, weil er sich Reserven für noch schlechtere

Zeiten bewahren will. (Erinnern Sie sich an unseren kleinen Ausflug in die Entwicklungsgeschichte des Menschen – ein Fettvorrat war die »Lebensversicherung« in Hungerzeiten).

Ihre fettfreie Körpermasse, vor allem das Muskelgewebe, nimmt bei einer »Hungerdiät« schneller ab als Ihr Körperfettgehalt. Dies ist umso schlimmer, da es sich bei den Muskeln um »aktives« Gewebe handelt – Gewebe, das Energie verbraucht und so die Verarbeitung statt Speicherung von Nahrungsbestandteilen begünstigt.

Das Resultat dieser unsinnigen Geschichte: Die meisten Menschen fühlen sich während einer strengen Diät so schlecht, daß sie nicht durchhalten. Selbst eine erfolgreich zu Ende geführte Diät ist in vielen Fällen mit einem derart negativen Gefühl verknüpft, daß man sich »zur Belohnung« erst einmal »richtig etwas gönnen muß«. Nach der verhaßten Diät kehren die meisten Menschen flugs wieder zu den Eßgewohnheiten zurück, die zum Übergewicht geführt haben. Das alte Körpergewicht wird schnell wieder erreicht oder sogar überschritten, die nächste Diät steht schon bald wieder auf der Liste der guten Vorsätze.

Das Fatale an dieser »Diätspirale« ist, das sie sich, wie es die Natur einer Spirale ist, immer weiter zuzieht. Der Anteil am Körpergewicht, den die fettfreie Muskelmasse ausmacht, wird von Mal zu Mal geringer, während der Körperfettanteil gleich bleibt oder sogar ansteigt. Ansteigt? Sie haben richtig gelesen: Es gibt viele Menschen, die die bittere Erfahrung gemacht haben, trotz ständiger Hungerdiäten ständig fetter zu werden! Diese Leute sind in der Diätfalle gefangen. *Durchbrechen Sie diesen Kreislauf jetzt!*

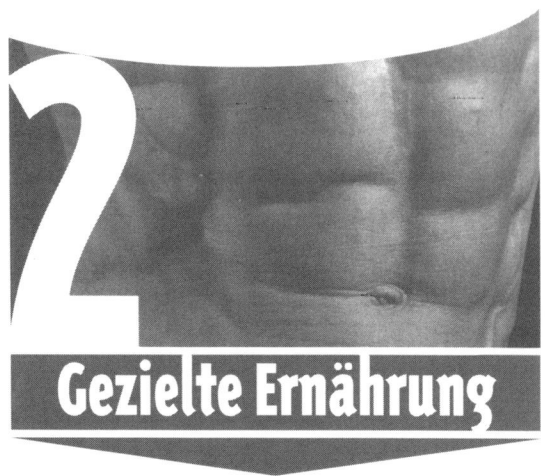

Die Setpoint-Theorie

Wenn es Ihnen ernst ist mit dem Entschluß, Körperfett abzubau-en, sind Sie sicher bereit, etwas dafür zu investieren. Das müssen Sie auch, denn Sie können nur abnehmen und schlank bleiben, wenn Sie einige Ihrer Verhaltensweisen ändern. Das mag Ihnen am Anfang schwer erscheinen, weil Sie manche dieser Gewohn-heiten schon seit Ihrer Kindheit pflegen. Sie werden aber feststel-len, daß es Ihnen immer leichter fallen wird, Ihr Leben umzuge-stalten, nachdem Sie die ersten Schritte vollzogen haben.

Die amerikanischen Akademiker Dennis Remington, Garth Fisher und Edward Parent haben die Setpoint-Theorie wissen-schaftlich untersucht. Ihnen waren die mangelhaften Erfolge herkömmlicher Diäten bekannt und bei der Suche nach besse-

ren Methoden entwickelten sie die Theorie eines Gewichts-
Kontroll-Mechanismus (GKM), dessen Aktivitäten durch den
sog. Setpoint geregelt werden (Remington, D.; Fisher, G.; Parent, E.: »How To Lower Your Fat Thermostat«, Vitality House
Publishing, Utah, USA 1983). Diese Theorie erklärt, warum
jeder Mensch anders auf eine bestimmte Diät reagiert.

Das Programm zur Ernährungsumstellung, das ich Ihnen in
diesem Kapitel empfehle, basiert auf der Theorie dieser US-
Wissenschaftler und neuesten Ernährungsrichtlinien für Spit-
zensportler. Im Zuge dieses Programms werden Sie Ihre Ernährung überprüfen und gegebenenfalls umstellen. Mit einem
leichten, aber regelmäßigen Trainingsprogramm senken Sie
Ihren Setpoint und stellen Ihren Organismus dauerhaft auf
einen niedrigeren Körperfettgehalt ein.

Was ist der Setpoint? Entgegen allgemeiner Auffassung kontrolliert der Körper seinen Fettgehalt nicht über eine simple
Input-Output-Gleichung. Vielmehr existiert ein Gewichts-Kontroll-Mechanismus (GKM), der sich aus vielen Stoffwechselreak-
tionen zusammensetzt und das Körpergewicht auf einem
bestimmten Level hält.

Der GKM funktioniert ähnlich wie das Thermostat in der Zen-
tralheizungsanlage eines Hauses. Einmal auf eine bestimmte
Temperatur eingestellt, wird dieses Thermostat durch Regulieren
der Heizanlage die Räume soweit aufheizen, bis die gewünschte
Temperatur erreicht ist. Weder der bloße Wunsch des Besitzers
nach einer anderen Temperatur noch eine Änderung der Außen-
temperatur können das Thermostat davon abhalten, den Raum in
der vorprogrammierten Weise zu temperieren. Sinkt die Temperatur im Haus unter den eingestellten Wert, fährt das Thermostat

21

die Heizung hoch, um die programmierte Temperatur wieder herzustellen. Im menschlichen Organismus stellt der Setpoint den Wert dar, auf den das körpereigene »Thermostat«, der Gewichts-Kontroll-Mechanismus, eingestellt ist. Gefährden Sie nun den programmierten Körperfettgehalt, indem Sie auf Diät gehen, ergreift der GKM Maßnahmen, um die Fettreserven zu schützen. Dies geschieht auf zweierlei Weise. Zum einen hat der GKM einen direkten Einfluß auf den Appetit. Er steigert oder senkt Ihren Appetit, damit Sie Ihr programmiertes Gewicht halten. Andererseits kann der GKM Stoffwechselvorgänge in Ihrem Körper dahingehend beinflussen, daß Sie Energie »speichern« oder »verschwenden«, falls Sie zuviel oder zuwenig essen.

Der Appetit, oder besser der Trieb zur Nahrungsaufnahme, ist vergleichbar mit dem Trieb zum Atmen. Sie haben keine vollständige Kontrolle über diese Triebe. Sie können zwar Ihre Atmung verändern, um zu sprechen, zu schwimmen oder ein Blasinstrument zu spielen, aber Sie können sich nicht durch bloßes Luftanhalten selbst ersticken. Wenn Sie die Luft anhalten, wird der Drang zu atmen nach einer gewissen Zeit so übermächtig, daß Sie ihm folgen, selbst wenn Sie, etwa beim Tauchen, noch unter Wasser sind und auf diese Weise Wasser in Ihre Lungen befördern.

Der Gewichts-Kontroll-Mechanismus funktioniert auf ähnliche Weise. Wenn Ihrem Körper Nährstoffe fehlen, meldet sich der Appetit. Diesen Ablauf können Sie nicht beeinflussen. Es liegt wohl bei Ihnen, wie Sie damit umgehen, ob Sie essen, wieviel Sie essen und was Sie essen. Wenn Sie aber im Zuge einer Hungerkur über einen längeren Zeitraum weniger essen, als durch Ihren persönlichen Setpoint vorgegeben, besteht die

Gefahr, daß Sie die bewußte Kontrolle über die Nahrungsaufnahme verlieren. Das empfindliche System des GKM gerät durcheinander und Sie beginnen Nahrung in Mengen essen, die Ihren Setpoint letztlich ansteigen lassen.

Darüber hinaus kann Ihr Körper Energie sparen oder verschwenden. Das ist jeweils von verschiedenen Faktoren abhängig. Es wird Sie vielleicht überraschen zu hören, daß der Körper mehr Energie verschwendet, wenn Sie viel essen, und weniger, wenn Sie nur mäßig Nahrung zuführen. Damit ist auch das scheinbare Paradoxon erklärt, warum manche Menschen sehr wenig essen und trotzdem übergewichtig bleiben, während andere große Mengen aller möglichen Lebensmittel verzehren können, ohne auch nur ein Gramm zuzunehmen.

Ein weiterer Faktor, der Ihr Körpergewicht beinflußt, betrifft eine Art von Fettgewebe, die »braunes Fett« genannt wird. Braunes Fettgewebe enthält pro Fettzelle ungleich mehr Mitochondrien als gewöhnliches Fettgewebe. Mitochondrien sind die »Kraftwerke« der Zelle, in denen Energie erzeugt wird. Durch die höhere Zahl an Mitochondrien verbraucht braunes Fettgewebe mehr Energie als normales Speicherfett und leitet überschüssige Energie in Form von Wärme ab. Bei Menschen mit Gewichtsproblemen arbeiten die braunen Fettzellen oft weniger effektiv.

Nun verstehen Sie, warum herkömmliche Diäten in eine Sackgasse führen. Wenn Sie Ihre Nahrungszufuhr einschränken, schaltet Ihr Metabolismus buchstäblich »einen Gang herunter« und schützt seine Fettreserven. Je weniger Sie essen, desto weniger Energie wird verbraucht. Nach eventuellen Anfangserfolgen, die ohnehin vorwiegend auf Wasser- und

Muskelverlust zurückzuführen sind, nehmen Sie nicht weiter ab. Zusätzlich verändern sich die Abläufe in den hormonellen und enzymatischen Systemen. Alle Stoffwechselvorgänge werden darauf abgestimmt, Energie zu sparen. Sie fühlen sich müde und abgespannt, Ihre körperliche Aktivität läßt nach. Hier schließt sich nun der Kreislauf. Sie bewegen sich weniger, als Folge davon steigt Ihr Setpoint an. Hungergefühle verstärken sich, und durch diese »Notlage« ist der Organismus bestrebt, mehr Fett für vermeintlich noch schlechtere Zeiten zu speichern. Sie verlieren darüber hinaus immer mehr Muskelgewebe, wodurch Ihr Energieumsatz weiter sinkt.

Jetzt, wo Sie diese Zusammenhänge kennen und verstehen, können Sie das Problem bei der Wurzel packen. Der zweite Schritt zum dauerhaften Fettverlust ist: *Essen Sie das, was Ihr Körper braucht!* Also doch eine Diät, werden Sie jetzt sagen. Nein, es geht nicht darum, stur Kalorien zu zählen oder sich ausschließlich von Kartoffeln, Bananen oder Diätflüssigkeiten zu ernähren. Sie sollen vielmehr dem Körper die Stoffe zuführen, die optimal verarbeitet werden können.

Tierversuche haben gezeigt, daß Ratten, die mit einer Diät ernährt wurden, die unserer durchschnittlichen Alltagsernährung entspricht, immer fetter wurden. Die Nagetiere bekamen Dinge wie Weißbrot, Salami, Kekse und Süßigkeiten zu fressen. Liebhaber dieser Speisen werden jetzt argwöhnen: Den Ratten haben diese leckeren Sachen so gut geschmeckt, das sie sich daran überfressen haben. Keinesfalls! Die Versuche ergaben, daß nicht die Menge der Nahrungsmittel entscheidend war, sondern ihre Zusammensetzung. Dr. Larry Oscai von der Universität Illinois (Chikago) fütterte zwei Gruppen von Ratten über 60 Wochen mit der exakt gleichen Anzahl von Kalorien. Während die eine Gruppe mit normaler Rattennahrung (wenig Fett, viele Faserstoffe) ernährt wurde, bekam die andere ein Äquivalent zur derzeitigen amerikanischen Durchschnittsernährung: Über 40% der Kalorien in Form von Fett, weitere 25% in Form von Zucker. Die Ratten aus der ersten Gruppe wiesen nach der Testperiode einen durchschnittlichen Körperfettgehalt von 30% auf, die aus der zweiten Gruppe – trotz gleichem Kalorienkonsums – einen Körperfettgehalt von 51%!

Sie erinnern sich noch an unsere erste Richtlinie aus Kapitel 1? Wir kommen an dieser Stelle auf sie zurück und ergänzen sie um fünf weitere. Wenn Sie sich bei Ihrer Ernährung an diesen Richtlinien orientieren, brauchen Sie sich über Kalorien keine Gedanken zu machen. Sie ernähren sich gesund, essen wenn Sie Hunger haben und senken trotzdem Ihren Setpoint. Zusätzlich finden Sie in den folgenden Kapiteln viele Hinweise und brauchbare Tips, die Ihnen helfen, zu einem natürlichen Eßverhalten zurückzufinden:

- Verringern Sie Ihren Fettkonsum
- Verzehren Sie so wenig Einfachzucker (kurzkettige Kohlenhydrate) wie möglich
- Essen Sie mehr komplexe Kohlehydrate
- Meiden Sie kalorienhaltige Getränke
- Trinken Sie genügend Wasser
- Essen Sie in Übereinstimmung mit Ihrem Gewichts-Kontroll-Mechanismus

Diese Kombination von Maßnahmen dient dazu, über die Ernährung den Setpoint zu senken. Sie werden Ihre Ernährung in einigen Punkten umstellen müssen, doch diese Änderungen sind nicht nur notwendig, damit Sie abnehmen und schlank bleiben, sie stehen auch im völligen Einklang mit einer gesunden und lebensverlängernden Ernährung.

Verringern Sie Ihren Fettkonsum
Die Amerikaner verzehren im Durchschnitt 40% ihrer Nahrung in Form von Fett. Die deutsche Bevölkerung folgt mit ca. 37% nur knapp hinter den Amerikanern. Wieviel Fett man am Tag zu sich nehmen sollte, ist umstritten. Während die Pritkin-Diät von fünf bis zehn Prozent ausgeht, empfiehlt die American Heart Association 30%. Viele deutsche Ernährungswissenschaftler empfehlen ebenfalls bis zu 30%.

Sie wissen bereits, daß der menschliche Körper Nahrungsfett sofort in Depotfett verwandelt. Da Sie Fett verlieren möchten, empfehle ich Ihnen daher, Ihren Fettverzehr so gering wie möglich zu halten, um den Körper zu zwingen, seine vorhandenen Fettvorräte zur Energiegewinnung zu nutzen. Sie sollten nicht mehr als 10% der Gesamtkalorienmenge in Form von Fett zu sich zu nehmen. Kohlenhydrate und Eiweiß dürfen Sie dagegen reichlich zu sich nehmen.

Gewöhnen Sie sich an, bei jedem Gericht und jedem Snack auf den Fettgehalt zu schauen. Bedenken Sie: Jedes Gramm Fett, das Sie verzehren, vergrößert zunächst Ihre Fettdepots am Körper. Entfernen Sie sichtbares Fett an Fleisch und Wurstwaren, verwenden Sie Butter und Margarine sehr sparsam und verzichten sie auf Mayonaisen, Remouladen und fette Saucen und geben Sie schon beim Einkauf fettarmen Produkten den Vorzug. Wenn Sie diese Ratschläge konsequent befolgen, wird Ihr Fettkonsum drastisch sinken.

Sollten Sie statt Geflügel fettere Fleischsorten wie z.B. Schweine- oder Rindfleisch wegen des Geschmacks oder des Preises vorziehen, verwenden Sie kleinere Mengen. Sie werden feststellen, daß Sie nur ein Drittel der bisherigen Menge Fleisch brauchen, wenn Sie es als Ragout in einer mageren Soße, als chinesisches Gericht mit Gemüsen und Pilzen oder als Einlage in einer schmackhaften Suppe mit Gemüse oder Hülsenfrüchten zubereiten. Und da Sie weniger verwenden, können Sie für den gleichen Preis besseres, mageres Fleisch kaufen.

Mageres Fleisch liefern z.B. Huhn und Truthahn, bestimmte Stücke vom Rind und Fisch sind ebenfalls zu empfehlen. Die Haut von Huhn und Truthahn enthält viel Fett und sollte daher, ebenso wie andere sichtbare Fettstücke, entfernt werden. Einen weiten Bogen sollten Sie um Bauchspeck, fettes Hackfleisch, Würstchen und Frühstücksspeck machen. Auch von fertigen Hackfleischzubereitungen oder Formfleisch ist abzuraten. Oft dienen sie der Fleischwirtschaft dazu, »Verschnitt« und minderwertige Reste an den Mann zu bringen. Verzichten Sie auch auf Panaden. Diese saugen sich während des Bratens förmlich voll mit Fett. Bei Fertigprodukten sollen sie häufig den Blick auf das darunterliegende Fleisch verschleiern und Gewicht schinden.

Milchprodukte sind wegen ihres Eiweiß- und Vitamingehaltes gesund. Auch hier sollten Sie grundsätzlich die fettarmen Varianten wählen. Der Geschmack ist nicht viel anders, und wenn Sie beispielsweise fetten Quark (40% Fett) mit magerem Quark (10% Fett) vergleichen, sehen Sie, wieviel Sie hier einsparen können. Magermilchjoghurt (1,5% Fett) ist besser als Vollmilchjoghurt (3,5% Fett). Auch Milch ist in Fettstufen von 1,5% und weniger zu erhalten. Bei Käse sind die Unterschiede noch größer. Hier reicht die Spanne von 5 bis 75% Fettgehalt. Probieren Sie die mageren Sorten, es sind bestimmt welche dabei, die Ihnen schmecken.

Um den Fettgehalt verpackter Lebensmittel erkennen zu können, müssen Sie lernen, die Produktinformationen auf der Verpackung richtig zu lesen. Meistens sind die Gesamtkalorienanzahl und die Grammanteile an Fett, Eiweiß und Kohlenhydraten angegeben. Bedenken Sie, daß Fett mehr als doppelt so viel Kalorien wie Protein oder Kohlenhydrate enthält! Die Grammanteile für Fett sind in der Kalorienrechnung also gegenüber den anderen Werten doppelt zu zählen. Hier ein Beispiel:

- Eine Dose Leberknödelsuppe eines deutschen Herstellers enthält laut Etikettaufdruck pro 100 Gramm:
  Eiweiß: 3,0 g   Fett: 3,5 g   Kohlenhydrate: 5,0 g
- Nach Kalorien gerechnet, ergibt sich für die einzelnen Nährstoffe folgendes Bild:
  Eiweiß: 12 kcal   Fett: 31,5 kcal   Kohlenhydrate: 20 kcal

Der Kaloriengehalt dieser Suppe besteht also zu Hälfte aus Fettkalorien; das Produkt ist nicht empfehlenswert.

Viele Lebensmittel werden im Rahmen von fettreduzierten Produktlinien angeboten. Oft können Sie darunter fettarme Alternativen zu Ihrem Lieblingaufschnitt oder Ihrem Lieblingskäse finden. Wenn Sie aus Zeit- oder anderen Gründen auf Fertiggerichte angewiesen sind, sollten Sie ebenfalls hier suchen. Denken Sie bitte nicht, die Hersteller von stark fetthaltigen Produkten wollten Ihnen mit den niedrigeren Preisen entgegenkommen. Fett ist billig; bei fettarmen und von den Inhaltsstoffen her wertvolleren Nahrungsmitteln müssen die Hersteller natürlich anders kalkulieren. Wenn Sie Ihr Essen selbst zubereiten, können Sie beim Kochen ebenfalls sehr viel Fett sparen. Bei fast allen Rezepten kann man die Hälfte der angegebenen Menge Fett oder Öl weglassen, ohne daß dies Geschmack oder Aussehen der Speisen beinträchtigt. Im Gegenteil – sobald der Eigengeschmack von Gemüse oder Fleisch nicht mehr von fetten Saucen oder zu fetter Zubereitungsweise überdeckt wird, haben Sie die Möglichkeit, die eigentlichen Aromen der Nahrungsmittel kennenzulernen. Den durchschnittlichen Fettgehalt einzelner Lebensmittel können Sie der Tabelle im Anhang 3 entnehmen.

Essen Sie weniger Einfachzucker

Was sind Einfachzucker? In Kapitel 1 haben Sie den Aufbau von Kohlenhydraten kennengelernt. Kohlenhydrate unterscheiden sich durch die Länge ihrer Molekülketten. Einfachzucker sind die kürzesten Zuckerverbindungen. Die Einfachzucker, auf die Sie am häufigsten stoßen, sind raffinierter Zucker, Traubenzucker (Glukose) und Glukosesirup, der vielen Nahrungsmitteln zugesetzt ist.

Glukose ist keineswegs der schnelle Energiespender, wie in der Werbung immer wieder behauptet wird. Kurzkettige Kohlenhydrate wie z.B. Einfachzuckern gelangen nach dem Verzehr sehr schnell in Form von Glukose ins Blut und lassen den Blutzuckerspiegel stark ansteigen. Der Organismus ist aber bestrebt, den Blutzuckerspiegel stets auf gleichbleibendem Niveau zu halten. Daher wird sofort das Hormon Insulin ausgeschüttet, das die Umsetzung dieses überschüssigen Zuckers in Speicherfett einleitet. Einfachzucker sind als Energiequelle für den Organismus nur zweite Wahl und sollten gemieden werden.

Da ihr Verzehr unweigerlich eine hohe Insulinausschüttung nach sich zieht, wird oft mehr Blutzucker »abgeräumt« als nötig. Das Resultat: Der Blutzuckerspiegel ist innerhalb kurzer Zeit – etwa 20-30 Minuten – z.T. niedriger als zuvor und der Appetit meldet sich erneut. Werden jetzt wieder Einfachzucker verzehrt, beginnt der gleiche Ablauf von vorn.

Längerkettige, komplexe Kohlenhydrate (Polysaccharide) sind wegen ihres komplizierteren Aufbaus nicht so schnell zu spalten. Sie geben ihre Energie gleichmäßiger ab und bewirken einen nur mäßigen Anstieg des Insulinspiegels. Der Blutzuckerspiegel bleibt nach dem Verzehr komplexer Kohlenhydrate über längere Zeit konstant, das durch niedrigen Blutzucker verursachte Hungergefühl wird so vermieden.

Bedauerlicherweise haben die meisten Menschen einen »süßen« Geschmack entwickelt. Zucker und weißes Mehl verleihen den Speisen ein süßes Aroma. Viele von der Lebensmittelindustrie angebotenen Fertiggerichte kommen diesem Geschmack entgegen. Bei fast allen Müslimischungen steht Zucker an zweiter oder dritter Stelle der Ingredenzien. Weißmehl enthält überwiegend kurzkettige Kohlenhydrate. Das stark ausgemahlene, feine Mehl ist fast aller wertvollen Bestandteile beraubt. Nicht nur Weißbrot und Gebäck enthalten weißes Mehl. Mit Lebensmittelfarbe gefärbt und nach dem Backen mit ein paar Körnern bestreut, wird manches »Vollkorn«-Brötchen an den ahnungslosen Kunden gebracht. Sogar viele Weizenvollkornbrote enthalten im Teig größere Anteile weißes Mehl. Wortspielereien wie »angereichertes« Mehl dienen der Aufklärung des Kunden wenig. Achten Sie beim Kauf daher auf die Inhaltsstoffe des Brotes. Bei Unklarheiten fragen Sie Ihren Bäcker.

Den meisten Menschen fällt es nicht leicht, der Verlockung des süßen Geschmacks zu widerstehen. Wenn Sie in der Küche bisher mit Zucker gesüßt haben, steigen Sie auf Fruchtzucker (Fruktose) oder Honig um. Honig ist süßer als Zucker, deshalb kommen Sie insgesamt mit weniger einfachen Kohlenhydraten aus. Zudem enthält Honig Fruchtzucker, ebenfalls ein Einfachzucker, der aber anders verstoffwechselt wird als Raffinade-Zucker und daher den Insulinspiegel weniger stark beeinflußt. Die in sorgfältig behandeltem, kaltgeschleuderten Honig enthaltenen Enzyme haben zudem einen positiven Einfluß auf die Verdauung.

Kristalliner Fruchtzucker wird in Reformhäusern angeboten. Dieser Zucker wird etwa fünfmal langsamer verstoffwechselt als Traubenzucker oder raffinierter Zucker und eignet sich daher zum Süßen besser als diese, da er keine hohe Insulinausschüttung nach sich zieht. Nutzen Sie Fruchtzucker aber in Maßen: Wenn Sie mehr als 60 Gramm auf einmal zu sich nehmen, wird auch Fruchtzucker wie ein »normaler« Einfachzucker – mit allen Nachteilen – verstoffwechselt. Meiden Sie braunen Zucker und Kandiszucker: Diese Zuckerarten sind nicht besser als raffinierter Zucker, sie sind lediglich weniger gereinigt.

Neben den Fertiggerichten sind Desserts eine weitere Hauptquelle für raffinierten Zucker. Viele enthalten darüber hinaus auch größere Anteile Fett, damit sie cremig sind. Sie sollten versuchen, als Abschluß eines schönen (gesunden) Essens ein Stück Obst zu genießen. Wenn Ihnen Obst nicht süß genug ist, versuchen Sie doch einmal Rezepte für Desserts, die wenig Zucker und Fett enthalten. Aufgrund steigender Nachfrage bieten einige Hersteller mittlerweile gesündere Desserts an. Studieren Sie aber die Etikettaufdrucke! Wegen eines weitverbreiteten falschen Diätverständnisses wird Einfachzucker oft durch künstliche Süßstoffe ersetzt, um den Gesamtkaloriengehalt zu senken.

Süßstoff enthält zwar keine Kalorien, kann aber aus drei Gründen nicht uneingeschränkt empfohlen werden: Zum einen steigt durch den Gebrauch von Süßstoff der Appetit auf »Süßes«. Die Gewohnheitskette, und Geschmack ist letztendlich nicht viel mehr als Gewohnheit, wird nicht durchbrochen. Zum anderen können manche Süßstoffe negative Auswirkungen auf Ihren Setpoint haben. Dem Körper wird über seine Rezeptoren (zu denen auch die für den Geschmack bzw. das Schmecken verantwortlichen Nervenzellen zählen) das Vorhandensein von mehr Zucker vorgetäuscht als tatsächlich vorhanden ist. Diese Täuschung kann unter Umständen die regulierenden Mechanismen Ihres GKM beeinflussen. Darüber hinaus sind einige Süßstoffe in den skandinavischen Ländern und den USA in den Verdacht geraten, Krebs auszulösen.

Aufgrund unterschiedlicher Richtwerte dürfen verschiedene Süßstoffe in einigen Länder verwandt werden, in anderen nicht. In den USA ist ein Süßstoff zeitweise vom Markt genommen worden, bis ein Hersteller den Nachweis erbringen konnte, daß sehr große Mengen dieses Stoffes nötig sind, um definitiv Krebs auszulösen. Die auf dem deutschen Markt verwendeten Süßstoffe sind vom Bundesgesundheitsamt auf ihre Unbedenklichkeit hin überprüft worden, bevor sie zugelassen wurden. Für die Neuprogrammierung Ihres Setpoints sollten Sie aber auf Süßstoff verzichten.

Essen Sie mehr komplexe Kohlenhydrate

Komplexe Kohlenhydrate sind die primäre Energiequelle des Körpers. Sie bestehen aus langen Ketten, die Stück für Stück in Glukose aufgespalten werden und so über längere Zeit gleichmäßig Energie abgeben. Ernährungswissenschaftler sind sich einig, daß der größte Teil unserer Mahlzeiten aus komplexen Kohlenhydraten bestehen sollte. Die Richtwerte schwanken zwischen 45% und 80%. Da wir für den Fettverzehr bereits etwa 10% berechnet haben, und die Eiweißaufnahme mit etwa 15%-20% ebenfalls einkalkulieren müssen, scheint ein Anteil von 70%-75% der Gesamtkalorienzufuhr angemessen.

Der Kohlenhydratbedarf richtet sich neben dem allgemeinen körperlichen Befinden auch nach dem Grad der körperlichen Betätigung (Arbeit, Sport usw.). Komplexe Kohlenhydrate finden sich in Getreiden (Weizen, Hafer, Roggen, Hirse usw.) Früchten und Gemüsen, Hülsenfrüchten (Erbsen, Linsen, Bohnen usw.) und Kartoffeln sowie in den daraus hergestellten Produkten. Diese Nahrungsmittel decken gleichzeitig einen Teil Ihres täglichen Proteinbedarfs. Am besten verzehrt man sie frisch und soweit möglich, roh oder möglichst schonend zubereitet.

Obendrein führen Sie Ihrem Körper beim Verzehr pflanzlicher Nahrungsmittel Ballaststoffe zu. Das sind unverdauliche Bestandteile, die zwar keinen Nährwert besitzen, aber zum einen die Nahrungsmenge vergrößern (obwohl Sie sich gesättigt fühlen, haben Sie doch weniger Kalorien zu sich genommen) und anderseits die Verdauung beschleunigen (bei ausreichendem Ballaststoffverzehr dürften Sie mit Verstopfung wenig Probleme haben). Darüber hinaus haben amerikanische Untersuchungen ergeben, daß ein hoher Ballaststoffanteil in der Nahrung einen erhöhten Cholesterinspiegel senken kann. Der im Obst enthaltene Fruchtzucker verhindert durch seine langsame Verstoffwechselung einen raschen Anstieg des Blutzuckerspiegels. Überdies ist er in die Zellstruktur der Frucht eingebunden und wird noch langsamer freigesetzt als kristalliner Fruchtzucker. Daher dürfen Früchte auch zu den Trägern komplexer Kohlenhydrate gezählt werden. Sie sollten aber in Ihrer Ernährung zugunsten von Obst nicht auf andere pflanzliche Lebensmittel verzichten. Früchte enthalten kaum Eiweiß und nicht alle Vitamine in ausreichenden Mengen.

Als Snack oder Dessert sind sie ideal, aber sie ersetzen nicht Getreide oder Gemüse in den Hauptmahlzeiten. Eine rein vegetarische Ernährung ist ebenfalls nur bedingt zu befürworten. Zwar können, wenn die Mahlzeiten sehr ausgeklügelt zusammengestellt sind, die Aminosäurendefizite der einzelnen Pflanzen ausgeglichen werden, aber dazu ist sowohl mehr Wissen als auch mehr Hingabe an die Kochkunst erforderlich, als die meisten Menschen aufzubringen in der Lage sind. Es dürfte ohnehin schwierig sein, die Mengen Gemüse, Reis und Kartoffeln zu vertilgen, die notwendig sind, um den Proteinbedarf eines körperlich schwer arbeitenden oder intensiv sporttreibenden Menschen zu decken.

Meiden Sie kalorienhaltige Getränke

Getränke, die viele Kalorien enthalten, wie Limonaden oder mit Getränkepulvern vermischte Milch, sind gerade bei Kindern sehr beliebt und sorgen so schon in früher Jugend für ein Ansteigen des Setpoints. Durst ist ein Gefühl, mit dem der

Körper seinen Wasserbedarf anmelden will. Der menschliche Körper besteht zu etwa 70 % aus Wasser, das ständig ausgetauscht werden muß.

Viele Menschen haben sich so sehr an süße Getränke gewöhnt, daß trinken für sie eigentlich mehr die Befriedigung ihrer Genußsucht darstellt. Das Durstgefühl ist oft unterentwikkelt, von manchen Menschen wird es sogar als Hunger interpretiert. Limonaden, Biere und Milchmischgetränke enthalten viele Kalorien, aber ihre Verweildauer im Magen ist sehr kurz. Das Sättigungsgefühl solch »flüssiger Snacks« ist dementsprechend kurz. Die Einfachzucker, mit denen Limonaden und Milchshakes meistens gesüßt sind, haben zudem die in Tip Nr. 2 genannten negativen Konsequenzen für Ihren Insulinspiegel und Ihren Setpoint. Auch koffeinhaltige Getränke beinflussen den Setpoint negativ, weil Koffein den Insulinspiegel ansteigen läßt. Was können Sie also tun?

Trinken Sie Wasser, wann immer Sie durstig sind. Und am besten nicht nur dann, sondern auch regelmäßig zu den Mahlzeiten, um eine ausreichende Versorgung mit Flüssigkeit sicherzustellen. Als Tip für den »kleinen Hunger« zwischendurch: Wenn Sie sich zwischen den Hauptmahlzeiten hungrig fühlen, sollten Sie zuerst ein Glas Wasser trinken. Verschwindet das Hungergefühl nicht, nehmen Sie eine kleine Mahlzeit zu sich, beispielsweise ein Stück Obst.

Trinken Sie genügend Wasser

Viele Menschen, nicht nur Übergewichtige, haben Probleme mit dem Durstgefühl und der Wasseraufnahme. Um ausreichend Flüssigkeit aufzunehmen, sollten Sie über den Tag verteilt mindestens sechs Gläser Wasser trinken. Die Bedürfnisse sind hier sehr unterschiedlich und hängen von individuellen Merkmalen wie Größe, Geschlecht und körperlicher Betätigung, wie auch von äußeren Umständen wie Temperatur und Luftfeuchtigkeit ab.

Übergewichtige Menschen verwechseln oft Durst mit Hunger und essen, wenn sie eigentlich trinken sollten. Für diese Menschen gilt die oben beschriebene Verfahrensweise. Trinken Sie Wasser, wenn Sie Appetit verspüren. Sollten Sie kurze Zeit später immer noch hungrig sein, können Sie diesem Gefühl trauen.

Viele Menschen sind nicht mehr gewohnt, Wasser zu trinken. Sollte Ihnen Wasser zuerst nicht schmecken, versuchen Sie verschiedene Mineralwässer, testen Sie unterschiedliche Kohlensäuregehalte oder machen Sie Ihr Wasser mit kleinen Mengen ungezuckertem Fruchtsaft schmackhafter. Auch die Temperatur kann bei der Akzeptanz eine Rolle spielen: Probieren Sie kaltes oder kühles Wasser. Sollte Ihnen dieses nicht schmecken, oder falls Sie von kaltem Wasser Magenschmerzen bekommen, trinken Sie es lauwarm. Vielleicht schmeckt es Ihnen besser frisch oder wenn es einige Tage gestanden hat.

Probieren Sie so lange aus, bis Sie das Richtige für Ihren Geschmack gefunden haben, aber trinken Sie genügend Wasser!

Essen Sie in Übereinstimmung mit Ihrem GKM

Nachdem wir nun einige Methoden kennengelernt haben, die geeignet sind, einen erhöhten Setpoint zu senken, möchte ich eine Möglichkeit für Übergewicht nicht außer acht lassen. Viele

Menschen essen deutlich mehr als der Körper verbrauchen kann. Fehlinterpretationen des Durstgefühls, falsche Reaktionen auf Hungergefühle oder gesellschaftliche Zwänge sind die Hauptursachen für die Aufnahme überflüssiger Kalorien.

Wenn Ihr Gewicht über dem durch Ihren Setpoint festgelegten liegt, können Sie schnell abnehmen, indem Sie in Übereinstimmung mit Ihrem Gewichts-Kontroll-Mechanismus (GKM) kommen. Zu dieser Gruppe zählen die Menschen, die nach Verhaltensänderung nahezu mühelos ihr Idealgewicht erreichen. Eine zweite, größere Gruppe von übergewichtigen Leuten spricht auf Verhaltensänderungen nicht an. Diese Menschen sind vermutlich in Einklang mit ihrem GKM. Ihr Übergewicht ist Ursache eines erhöhten Setpoints. Das sind die Menschen, die regelmäßig auf Diät sind. Sie laufen ein vergebliches Rennen.

Ihr Körpergewicht liegt meistens unter dem durch den Setpoint programmierten. Ein unbefriedigtes Hungergefühl ist für sie die Bestätigung, »fleißig« zu sein und ihrem Ziel näher zu kommen. Gleichzeitig sind sie aber körperlich schwächer und anfälliger. Wird das Unwohlsein zu stark, lassen sich Hungergefühle oft nicht mehr unterdrücken (denken Sie an das Beispiel des Luftanhaltens). An diesem Punkt werden meist unkontrolliert große Mengen »schlechter« Lebensmittel verzehrt. Dem verbesserten körperlichen Wohlbefinden stehen jetzt Reuegefühle und ein schlechtes Gewissen gegenüber. Ohne Neuprogrammierung des Setpoints auf einen niedrigeren Wert beginnt mit der nun folgenden »Sühne-Diät« das Spiel von vorn.

Zusätzlich zu einer Ernährungsumstellung sollten Sie bei der Neuprogrammierung Ihres Setpoints auf einen niedrigeren Wert folgendes beachten:

Essen Sie regelmäßig! Unregelmäßiges Essen läßt Ihren Setpoint ansteigen und bringt den natürlichen Rhythmus durcheinander!

Essen Sie mindestens drei Mahlzeiten am Tag! Noch besser sind vier bis fünf kleinere Mahlzeiten. Der natürliche Hunger meldet sich etwa alle drei bis vier Stunden. Wenn Sie rechtzeitig essen, werden Ihre Nahrungsbedürfnisse befriedigt und das Hungergefühl stellt sich nicht so schnell ein.

Essen Sie eine komplette Mahlzeit pro Tag! Von Ihren Mahlzeiten sollte eine so angelegt sein, daß sie Sie sowohl von der Menge auch als vom Geschmack voll zufriedenstellt. Essen Sie sich richtig satt und genießen Sie dieses Gefühl! Am besten eignen sich dafür Frühstück oder Mittagessen – die Stoffwechselaktivität ist morgens am höchsten und fällt zum Abend hin ab. Wenn Sie abends reichlich essen, werden überflüssige Kalorien eher in Form von Fett gespeichert, statt für die Energiegewinnung verbraucht. Die anderen Mahlzeiten sollten so zusammengestellt sein, daß Sie alles bekommen, was Ihr Körper braucht. Sie sollten nach diesen Mahlzeiten keinen Hunger mehr haben, aber das Gefühl verspüren, daß Sie durchaus mehr essen könnten.

Essen Sie langsam und kauen Sie gründlich! Die Befriedigung eines Hungergefühls nimmt einige Zeit in Anspruch. Wenn Sie also langsam essen, nehmen Sie bis zur Sättigung weniger Kalorien auf, als wenn Sie Ihre Mahlzeit herunterschlingen. Hören Sie auf zu essen, wenn Ihr Hunger gestillt ist. Scheuen Sie sich nicht, einen Rest auf dem Teller zu lassen! Wenn Sie zudem noch gründlich kauen, wird die Nahrung stärker zerkleinert und kann besser verdaut werden. Untersuchungen bulgarischer Wissenschaftler haben ergeben, daß die Vitamin- und Mineralstoffausnutzung der Nahrung auf diese Weise erheblich verbessert werden kann.

Versäumen Sie nie Ihr Frühstück! Ein gutes Frühstück mit viel komplexen Kohlenhydraten und Obst unterstützt Ihren Energiehaushalt bis in den späten Nachmittag hinein.

Wenn Sie morgens aufwachen, haben Sie in der Regel bereits acht bis zehn Stunden nichts mehr gegessen. Ihr Körper benötigt aber auch während des Schlafes zur Erhaltung der Grundfunktionen viel Energie. Daher ist der Blutzuckerspiegel morgens niedrig; ein gewichtiger Grund, warum Sie sich nach dem Aufstehen schlapp und wenig leistungsfähig fühlen. Die erschöpften Energiespeicher des Körpers müssen erst wieder aufgefüllt werden. Waren Sie bisher mit Ihrem Frühstück nicht zufrieden, ist das mit Sicherheit darauf zurückzuführen, daß Weißbrot oder Weißmehlbrötchen, fetter Aufschnitt und zuckerhaltige Marmeladen einfach nicht ausreichend und anhaltend Kohlenhydrate liefern konnten, um Sie für den Tag fit zu machen.

Trinken geht vor essen! Noch einmal: Wenn Sie zwischen den Mahlzeiten hungrig sind, trinken Sie zuerst ein Glas Wasser, um sicher zu sein, daß Sie nicht lediglich durstig sind. Sollte der Hunger sich nicht legen, essen Sie komplexe Kohlenhydrate wie Obst oder etwas Bohnensalat ohne fettes Dressing.

Planen Sie Ihre Mahlzeiten! Es ist keine schlechte Idee, vor dem Essen festzulegen, wieviel man essen will. Wenn diese Menge verzehrt ist, hört man eben auf. Nach ein paar Tagen sollten Sie soweit auf Ihr Hungergefühl vertrauen können, daß Sie schon bei der Zubereitung wissen, wieviel Sie verzehren werden.

Essen Sie viele Suppen! Suppen auf Wasserbasis mit Reis, Bohnen, Kartoffeln, Mais, Erbsen, Huhn o.ä. als Einlage sättigen gut und enthalten wenig »schlechte« Kalorien. Untersuchungen amerikanischer Wissenschaftler haben gezeigt, daß viele Menschen bereits abnehmen, wenn sie nur eine Mahlzeit am Tag durch eine Suppe ersetzen.

Verwenden Sie nur gute Fette! Wenn Sie Fett oder Öl einsetzen, beachten Sie den Unterschied zwischen gesättigten, ungesättigten und mehrfach ungesättigten Fettsäuren. Die Aufnahme einer gewissen Menge Fett ist lebenswichtig, allein um die Verstoffwechslung fettlöslicher Vitamine zu ermöglichen.

Dabei sollten Sie aber grundsätzlich mehrfach ungesättigten Fettsäuren den Vorzug geben. Diese erkennen Sie leicht daran, daß sie bei Zimmertemperatur in flüssiger Form vorliegen (Distelöl, Olivenöl, Sesamöl usw.), während gesättigte Fette bei Zimmertemperatur fest sind (Margarine, Butter usw.). Nähere Informationen zum Thema Fett entnehmen Sie bitte Kapitel 5: »Der Fettstoffwechsel«.

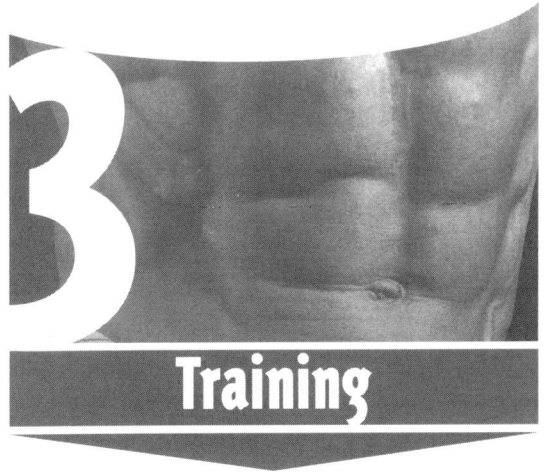

Die Vorteile eines Trainingsprogramms

Wir kommen jetzt zu einem Kapitel, das Ihnen und mir vielleicht gleichermaßen unangenehm ist, wenn auch aus unterschiedlichen Gründen. Mir ist es unangenehm, weil ich weiß, wie schwer es ist, manche Menschen von den Vorzügen und der Notwendigkeit eines Trainingsprogrammes zu überzeugen.

Vor allem, wenn Sie stark übergewichtig sind, würden Sie dieses Kapitel am liebsten überspringen. Ein Training hatte bisher keinen Platz in Ihrem Leben; Sie und ich wissen, daß jedes Kilo Übergewicht Sie weniger an die Vorzüge eines Trainingsprogrammes denken läßt als an die Anstrengung und den sozialen Druck, dem Sie sich aussetzen könnten. Sicher, körperliches Training bedeutet immer auch eine gewisse Anstrengung, aber Sie werden im Verlauf dieses Kapitels schnell erkennen, daß Ihre negativen Eindrücke bezüglich eines körperlichen Trainings nur deshalb überwiegen, weil Sie bisher vielleicht falsch und viel zu intensiv trainiert haben.

Um Ihren Setpoint zu senken, brauchen Sie sich keineswegs zu quälen! Ungleich wichtiger als exzessive, erschöpfende Höchstleistungen ist ein regelmäßiges Ausdauertraining, das Sie als festen Bestandteil in Ihr Leben integrieren können. Dazu muß es Ihnen Spaß machen oder es sollte Ihnen zumindest nicht übermäßig unangenehm sein. Doch auch in diesem Punkt kann ich Sie beruhigen. Ich werde Sie mit Formen körperlichen Trainings vertraut machen, die Sie allein und gemäß Ihrer persönlichen Vorstellungen durchführen können. Können bedeutet in diesem Fall allerdings müssen! Es gibt keine geeignetere Maßnahme, den Setpoint Ihres Gewichts-Kontroll-Mechanismus auf einem niedrigen Wert zu stabilisieren.

Das hat verschiedene Gründe. Erinnern Sie sich an unseren Rückblick in die Menschheitsgeschichte. Das Leben des frühen Menschen war von ständiger Bewegung geprägt. Die Veränderungen, die zu unserer heutigen, bewegungsarmen Lebensweise geführt haben, sind zum Großteil erst in den letzten Jahrhunderten eingetreten. Wir bewegen uns immer weniger, weil Tiere, Maschinen oder andere Menschen unsere Arbeit erledigen. Unsere bewegungsarme, meist sitzende Lebensweise ist unnatürlich, sie entspricht nicht unseren biologischen Anlagen und ist daher Auslöser für eine Vielzahl von Zivilisationskrankheiten. Sie können Ihren Energieumsatz – und damit den Einsatz von Fetten für diesen Zweck – durch körperliches Training auf zweifache Weise steigern. Doch dazu muß ich etwas weiter ausholen: Auch in Ruhe verbraucht unser Körper Energie. Als Grundumsatz (engl. BMR – Basal Metabolic Rate) wird die Menge an Energie bezeichnet, die der Körper in Ruhe braucht, um die lebenswichtigen Funktionen aufrecht zu erhalten. Zu diesen Funktionen zählen unter anderem die Herztätigkeit, Atmung, Nerven-, Gehirn- und Organfunktion, Wärmehaushalt und Verdauung. Der Grundumsatz wird im wesentlichen von zwei Faktoren bestimmt – Ernährung und Aktivität.

Wenn Sie viel essen, steigt Ihr Grundumsatz an. Der Körper kann aus dem vollen schöpfen und er muß überschüssige Nahrungsenergie »verschwenden«. Schränken Sie dagegen Ihre Nahrungszufuhr drastisch ein, senkt sich nach einer kurzen Anpassungszeit der Grundumsatz. Der Körper registriert über seine Rezeptoren eine Mangelsituation.

Für Ihren Körper ist es unmöglich zu unterscheiden, ob es sich dabei um eine von Ihnen geplante Reduktions-Diät handelt, oder ob Sie vielleicht Opfer einer Hungerkatastrophe geworden sind. Um das Überleben in jedem Fall zu sichern, schaltet Ihr Körper seine Systeme auf »Notstrom«. Er nutzt die Energie, die er bekommt, so effektiv wie eben möglich und speichert nahezu alle überschüssige Energie. Gleichzeitig wird die Aktivität eingeschränkt. Die Skelettmuskulatur bekommt weniger Energie zugeteilt, Mattigkeit und Abgeschlagenheit verhindern überflüssige Bewegungen.

Wissenschaftliche Studien haben ergeben, daß übergewichtige Menschen dazu neigen, bei allen Tätigkeiten weniger Energie zu verbrauchen. Sie arbeiten, sogar bei einfachen Aktivitäten wie Kochen oder anderen Hausarbeiten, mehr von einer Position aus; sie arbeiten effektiver, ruhen sich öfter aus und bewegen sich langsamer und überlegter. Im Gegensatz dazu bewegen sich untergewichtige Menschen mehr, öfter und schneller. Sie rutschen z.b. auf ihrem Stuhl herum, kreuzen Arme und Beine und bewegen Hände und Füße öfter. Sie stehen öfter auf und gehen umher. Es sieht so aus, als würden diese Menschen einem inneren Trieb folgen und so durch mehr Bewegung Energie verschwenden.

Athleten und schwer arbeitende Menschen verbrauchen sehr viel Energie. Sie verbrennen diese aber nicht nur während ihrer Aktivitäten, sondern verfügen auch über einen höheren Grundumsatz. Dies liegt zum einen in den regenerativen Funktionen des Körpers begründet, die hauptsächlich in den Pausen zwischen den Aktivitäten ablaufen. Andererseits befindet sich der gesamte Körper auf einem höheren Energieniveau. Ein ständiges »herauf- und hinunterschalten« des Energiehaushalts wäre unrentabel und ist für den Körper auch nicht praktikabel, weil er längere Anlaufzeiten für ein »Umschalten« braucht. Denken Sie dabei nur an die anfänglichen Erfolge von Reduktionsdiäten – sie wirken solange, bis sich der Körper nach einigen Tagen der neuen Situation angepaßt hat.

Für Sie besonders interessant: Der durchschnittliche Anteil von Fetten an der Energiegewinnung im Ruhezustand beträgt etwa 80%. Wenn Sie nun durch körperliches Training Ihren Grundumsatz erhöhen, »verbrennen« Sie mehr Fett, auch wenn Sie nicht trainieren – Tag und Nacht!

Und genau wie im Bezug auf die Nahrungsmenge, die Sie zu sich nehmen dürfen, sogar sollen, werden Sie vermutlich in Hinblick auf das Training ebenso angenehm überrascht sein. Sicher haben viele übergewichtige Menschen sich schon durch die unterschiedlichsten Trainingsprogramme gequält. Noch bevor ich auch nur ein Wort über Art und Weise Ihres zukünftigen Trainings verloren habe, möchte ich auf die Schwachstelle der meisten Trainingsprogramme hinweisen. Wissenschaftler haben in den letzten Jahren einige Tatsachen herausgefunden, die für Sportler und übergewichtige Menschen gleichermaßen von Bedeutung sind:

Der Körper baut sehr effektiv Fett ab, wenn ein mäßiges, aber regelmäßiges Ausdauertraining betrieben wird. Für den Fettabbau werden enorme Mengen Sauerstoff benötigt. Sobald bei zu hoher Trainingsintensität nicht mehr genügend Sauerstoff über die Atmung zugeführt werden kann, verbrennt der Körper immer mehr Kohlenhydrate und immer weniger Fett. Sogar Eiweiße werden unter diesen Umständen eher zur Energieversorgung herangezogen als Fette!

Abb. 4: Anteil der Fette am Energieverbrauch

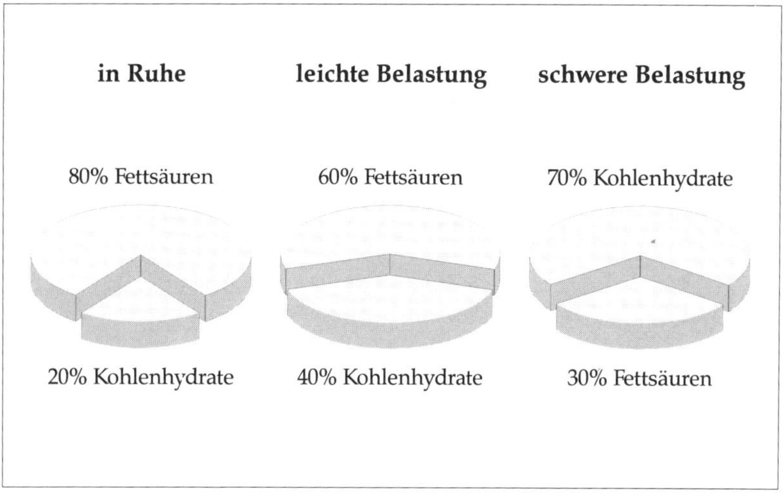

in Ruhe	**leichte Belastung**	**schwere Belastung**
80% Fettsäuren	60% Fettsäuren	70% Kohlenhydrate
20% Kohlenhydrate	40% Kohlenhydrate	30% Fettsäuren

Die Atmung kann Ihnen als wichtiges Instrument der Intensitätkontrolle dienen: Sie sollten in keiner Phase Ihres Trainings so außer Atem geraten, daß Sie nicht mehr allein durch die Nase atmen können. Sobald Sie – mangels ausreichender Versorgung mit Sauerstoff – gezwungen sind, durch den Mund zu atmen, sollten Sie die Trainingsintensität senken.

Eine zweite, etwas aufwendigere Methode der Intensitätskontrolle ist Ihre Pulsfrequenz: Ihr Training sollte immer bei höchstens 70% Ihrer Kapazität liegen. Messen Sie dazu Ihren Ruhepuls, das ist der Puls, den Sie haben, wenn Sie 30 bis 60 Minuten gesessen oder gelegen haben. Am einfachsten können Sie den Puls an der Daumenseite des Handgelenks oder am Hals links oder rechts neben dem Kehlkopf ertasten. Zählen Sie 15 Sekunden lang Ihre Pulsschläge und multiplizieren Sie diese Zahl mit 4. So erhalten Sie die Anzahl Ihrer Herzschläge pro Minute. Der Ruhepuls liegt normalerweise zwischen 60 und 80 Schlägen pro Minute. Bei gut ausdauertrainierten Menschen kann er allerdings deutlich niedriger liegen.

Für Ihr Training brauchen Sie noch einen Wert für Ihre Pulsgrenze. Diese errechnen Sie am besten anhand der Baum'schen Regel. Nach dieser ergibt sich Ihre Pulsgrenze aus der folgenden Gleichung: 180 minus Lebensalter = Pulsgrenze, d.h. eine Kapazität von 100%.

Ein Beispiel: Herr X ist 40 Jahre alt. Sein Ruhepuls liegt bei 70 Herzschlägen pro Minute. 180 minus 40 ergibt 140. 140 Herzschläge pro Minute wären also die maximale Kapazität des Herrn X. Für den Beginn des Trainingsprogramms wählt Herr X die vorgeschlagene Intensitätsgrenze, also 70% seiner Maximalkapazität: 98 Herzschläge pro Minute während des Trainings. Zur Vereinfachung rundet er auf 100 auf. Während des Trainings hält er des öfteren inne, um seinen Belastungspuls (der Puls unter Belastung, also während des Trainings) zu messen, nach der vorgenannten Methode entweder am Handgelenk oder am Hals. Liegt der Belastungspuls höher als 100 Schläge pro Minute, verringert er die Trainingsintensität, trainiert also langsamer; liegt der Belastungspuls unter dem Richtwert von 100 Schlägen, erhöht er das Trainingstempo leicht.

Sie müssen beim Training nicht sklavisch an Ihrer persönlichen Intensitätsgrenze kleben – nehmen Sie diesen Wert einfach als Richtwert und versuchen Sie ihn weitgehend einzuhalten. Wenn Sie überdies schon längere Zeit ein Trainingsprogramm absolvieren, könnte Ihr Ruhepuls – als Reaktion auf die Belastung – bereits soweit gesunken sein, daß Sie unter Umständen eine neue Intensitätsgrenze für Ihre Trainingseinheiten festlegen müssen.

Der Richtwert von 70% soll eine Orientierungshilfe für Sie sein, nicht mehr. Wenn Sie bei dieser Pulsfrequenz – besonders zu Beginn Ihres Trainingsprogramms – außer Atem geraten, ändern Sie den Wert etwas nach unten. Sollte Ihnen das Training mit dieser Intensität zu leicht erscheinen, begehen Sie aber nicht den Fehler, die Intensität stark zu steigern. Denken Sie immer daran, daß der effektive Einsatz von Fett zur Energiegewinnung unter Belastung viel Sauerstoff benötigt. Ist die Trainingsintensität zu hoch, werden andere – anaerobe – Energieträger eingesetzt, zu deren Verstoffwechselung weniger Sauerstoff benötigt wird. Versuchen Sie besser, über die Dauer des gesamten Trainings im optimalen Pulsbereich zu bleiben. Vielleicht entscheiden Sie sich auch zum Kauf eines Pulsmeßgerätes, das in Form einer Armbanduhr oder eines Brustbandes getragen werden kann. So ein Meßgerät ist aber nicht unbedingt erforderlich.

Nach kurzer Zeit werden Sie gelernt haben, Ihre Trainingsintensität auch ohne Pulsmessung im gewünschten Bereich zu halten. Sie werden sicher überrascht sein, wie sehr sich ein Training mit dieser Intensität von Ihrer bisherigen Auffassung von Sport unterscheidet. Sie werden feststellen, daß Sie sich keinesfalls »quälen« müssen, um Ihren Körper zu effektivem Fettabbau zu veranlassen. Nach dem Training sollten Sie sich angenehm erschöpft fühlen, keineswegs ausgelaugt und abgeschlagen! Auf diese Weise wird es Ihnen nicht schwerfallen, ein Trainingsprogramm als regelmäßigen Bestandteil in Ihr Leben zu integrieren.

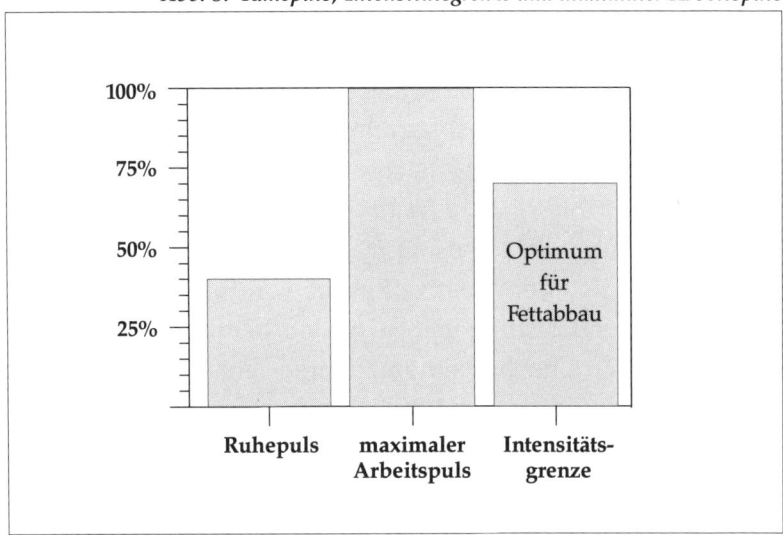

Abb. 5: Ruhepuls, Intensitätsgrenze und maximaler Arbeitspuls

Trainingshäufigkeit

Ihr Körper reagiert nur auf regelmäßiges Training mit bleibenden Veränderungen, sprich anhaltendem Fettabbau. Sie sollten daher mindestens dreimal pro Woche trainieren. Um den Setpoint zunächst zu senken, kann es notwendig sein, täglich zu trainieren. Sie werden deutlich erkennen, ab welcher Trainingshäufigkeit Ihr Gewicht zu sinken beginnt. Behalten Sie dann diese Frequenz bei, bis Sie Ihr gewünschtes Gewicht erreicht haben.

Viele Menschen können die Häufigkeit ihrer Trainingseinheiten verringern, ohne wieder zuzunehmen. Sie sollten aber erst mit Trainingsfrequenz und -dauer experimentieren, wenn Sie den gewünschten Gewichtsverlust erzielt haben. Manchmal ist es notwendig, noch einige Monate mit hoher Frequenz zu trainieren, weil sich ein Organismus langsamer umstellt als andere. Wenn Ihr Gewicht wieder steigt, sobald Sie weniger trainieren, behalten Sie Ihr altes Trainingsschema bei und versuchen erst 14 Tage später wieder, es zu verringern.

Trainingsdauer

Sie sollten jeweils eine Stunde trainieren. Wenn Sie stark übergewichtig oder untrainiert sind, beginnen Sie mit 10 Minuten. Steigern Sie wöchentlich um fünf Minuten, um Ihrem Körper Gelegenheit zu geben, Muskulatur und Ausdauer an das Training anzupassen.

Sollten Sie nicht so große Fortschritte machen, ist das nicht weiter schlimm. Steigern Sie sich gemäß Ihrer Fähigkeiten, aber behalten Sie das 60 Minuten-Training als Ziel im Auge. Steigern Sie andererseits auch nicht zu schnell. Falscher Ehrgeiz bremst

Ihre Fortschritte und kann Ihnen schnell die Motivation rauben. Betrachten Sie das Training vielmehr als normalen Bestandteil Ihres Lebens.

Sportlicher Ehrgeiz ist hier, zumindest in der Anfangsphase Ihres Traingsprogramms, fehl am Platze! Wenn Sie mitten in einer Trainingseinheit feststellen sollten, daß Sie sich in der Intensität verschätzt haben, unterbrechen Sie oder werden Sie langsamer, bis Sie wieder die gewünschte Pulsfrequenz erreicht haben. Es ist wichtiger, das gesamte Training abzuschließen als eine bestimmte Wegstrecke zurückzulegen oder eine hohe Intensität zu erreichen.

»Spot reducing« funktioniert nicht

Fett kann man weder gezielt abbauen noch ausschwitzen! Viele Menschen führen lange Trainingseinheiten mit Sit-ups, Oberkörperdrehen, Seitheben oder verschiedenen Formen des Beinhebens durch. Sie wollen ihre Problemzonen gezielt bearbeiten. Das ist nicht möglich. Fallen Sie nicht auf dieses alte Märchen herein – man kann Fett nicht gezielt abbauen!

Arnold Schwarzenegger behauptet zwar in seiner Bodybuilding-Enzyklopädie, daß es ihm während der Wettkampfvorbereitung mit Sätzen von 300 und mehr Wiederholungen gelungen ist, die letzten Reste subkutanen (Unterhaut-) Fetts in der Tailleregion zu »verbrennen«. Andere Bodybuilder berichten ähnliches. In Anbetracht dieser Wiederholungszahlen ist es wahrscheinlicher, daß das beschriebene Bauchtraining eher durch seine Ähnlichkeit mit einem Ausdauerprogramm die beschriebenen Erfolge hervorbrachte. Da die Bodybuilder sich schon mitten in der Wettkampfvorbereitumg befanden, d.h.,

sie hatten zu diesem Zeitpunkt schon das meiste des überschüssigen Fetts abgebaut, zeigte das Bauchtraining seine Erfolge natürlich am verbliebenen, hartnäckigen Bauchspeck.

Prof. Friedhelm Beuker von der Universität Düsseldorf ver-
tritt die Ansicht, daß verstärkte Aktivität eines bestimmten Kör-
perteils die lokale Mikrozirkulation erhöht. Der Stoffwechsel-
umsatz in dem gezielt bearbeiteten Gewebe wird erhöht und
kann so theoretisch zum gesteigerten Fettabbau beitragen. Dies
wäre eine weitere Erklärung für das oben beschriebene Phänomen, die zusätzlich durch die Auffassung vieler Sportler
gestützt wird, daß sich an trainierten Muskeln kein Fett halten
kann. Bedenken Sie dabei, daß Mikrozirkulation aber auch nur
Ergebnisse im *Mikro*bereich bringen kann. Sollten Sie noch
über größere Fettvorräte verfügen, hilft Ihnen dieses Phänomen
nicht viel weiter.

Wissenschaftliche Untersuchungen haben übereinstimmend
gezeigt, daß eine Reduktion der Fettvorräte alle Fettpolster
gleichmäßig abbaut. Weil die Fettvorräte aber, je nach Körpertyp, in unterschiedlicher Stärke an verschiedenen Stellen verteilt sind, scheinen sie hier mehr und dort weniger hartnäckig
zu sein.

Tatsache ist, daß Sie an einigen Körperstellen einfach fetter
sind als an anderen. Erfahrungsgemäß sind die dicksten Fettpolster an Bauch, Gesäß, Oberschenkeln und Hüften zu finden. Daher werden diese Körperteile oft als Problemzonen
angesehen. Man nimmt an Gewicht ab, aber die »Röllchen«
bleiben. Lassen Sie sich davon nicht entmutigen. Trainieren Sie
weiter und schon bald werden auch diese Körperpartien ihren
Tribut zollen müssen.

Die Sportarten

Welche Sportarten sind am besten geeignet, den Setpoint zu senken? Sie sollten Sportarten auswählen, die große Teile Ihrer Muskulatur beanspruchen, rhythmisch sind und die Sie über einen längeren Zeitraum hinweg ausführen können. Alle Sportarten, in denen längere Pausen nicht zu umgehen sind, sind ungeeignet. Dazu zählen naturgemäß fast alle Spielsportarten. Tennis, Squash, Badminton, Fußball, Basketball und dergleichen mögen viel Spaß bereiten, aber eine für Neuprogrammierung des Setpoints sind sie nicht individuell genug und nicht ausreichend präzise einzusetzen. Das Erreichen und Aufrechterhalten der notwendigen Pulsfrequenz ist nicht gewährleistet. Empfehlenswerte Sportarten sind Gehen, Laufen, Radfahren, Schwimmen, Aerobics und Bodybuilding.

Gehen

Gehen ist eine Übung, die von beinahe jedem gesunden Menschen durchzuführen ist. Sie brauchen dafür keine spezielle Ausrüstung, und ein Gehtraining ist, wie auch das Radfahren, vielleicht am besten in den Alltag einzubauen. Sie können, selbst wenn Sie nur wenig Zeit für ein Training haben, Ihr Auto stehen lassen und einige Besorgungen zu Fuß erledigen. Vielleicht lassen Sie auch in Zukunft den Aufzug links liegen und wählen die Treppe. Beim trainingsmäßig betriebenen Gehen sollten Sie ein Tempo wählen, das Ihren Puls auf den Richtwert bringt.

Sie werden leicht einen Trainingspartner finden, weil beim Gehen kaum Geschwindigkeitsunterschiede bestehen. Die meisten Menschen gehen etwa gleich schnell. Wenn Sie zügig gehen (Sportgehen), werden Sie eine dem langsamen Laufen gleiche Intensität erreichen, aber Ihre Gelenke werden geschont. Das ist vor allem für stark übergewichtige Menschen wichtig, weil diese durch ihr Gewicht ohnehin eine erhöhte Belastung auf ihre Gelenke ausüben.

Beim Gehen kann man Steigungen und verschiedene Geländeabschnitte ausnutzen, um für höhere Belastung und Abwechslung zu sorgen. Wenn Sie witterungsunabhängig sein möchten oder keine Folge Ihrer Lieblings-Fernsehserie verpassen wollen, empfiehlt sich für Sie vielleicht die Anschaffung eines Laufbandes.

Jogging

Laufen, neudeutsch »joggen«, ist den meisten Menschen ein Begriff. Die möglichen Fehlerquellen sind bei dieser Sportart aber deutlich zahlreicher als beim Gehen. Außerdem belasten Jogger ihre Gelenke wesentlich stärker als Geher.

Wenn Sie joggen möchten, ist es von höchster Wichtigkeit, daß Sie sich ein Paar gute Laufschuhe kaufen. Bedenken Sie, daß diese Schuhe Sie etliche hundert oder gar tausend Kilometer weit tragen werden und unzählige Male Ihr Körpergewicht gegen den Boden abfedern müssen. Sie sollten beim Laufen Ihr Schuhwerk grundsätzlich dem Untergrund anpassen. Lassen Sie sich deshalb in einem Fachgeschäft beraten.

Wählen Sie ein Tempo, das Sie auf die gewünschte Pulsfrequenz bringt und legen Sie eine Pause ein, wenn Ihr Puls zu stark ansteigt. Die Schrittlänge sollte etwa so bemessen sein, daß Ihre Füße unterhalb des Knies den Boden berühren, wenn Sie einen neuen Schritt beginnen. Vermeiden Sie ein zu weites

Ausschreiten, das schont die Gelenke. Halten Sie Kopf und Rücken in der natürlichen Position. Schauen Sie nicht auf Ihre Füße! Beginnen Sie mit einem 20-minütigen Training. Laufen Sie zehn Minuten von zu Hause weg und treten Sie dann den Rückweg an. Die zurückgelegte Entfernung spielt keine Rolle. Steigern Sie in den ersten 14 Tagen die Trainingsdauer nicht, um zu beobachten, ob Ihre Gelenke den Anforderungen gewachsen sind. Ziehen Sie im Zweifelsfall einen Arzt zu Rate. Wenn nach Ablauf der 14 Tage keine Beschwerden aufgetreten sind, können Sie die Trainingsdauer langsam steigern.

Wenn Sie weitere Informationen zum Thema Jogging wünschen, ziehen Sie eines der zahlreichen Bücher oder Zeitschriften zu Rate. Sie werden sicher schnell Ihren eigenen Stil finden.

Radfahren

Radfahren ist eine sehr geeignete Sportart, um den Setpoint zu senken. Es beansprucht den gesamten Unterkörper, ähnlich wie Gehen und Laufen, schont aber die Gelenke, weil der größte Teil des Körpergewichtes auf dem Sattel ruht. Zudem ist Radfahren für viele Menschen interessanter als Laufen, weil man schnell große Strecken bewältigt und mehr von der Umgebung sieht.

Radfahren ist darüber hinaus eine sinnvolle Alternative zum Autofahren. Wenn Sie mit dem Auto 20 Minuten in der Stadt oder auf Landstraßen unterwegs sind, brauchen Sie mit dem Rad höchstens doppelt so lange. Für 40 Minuten Training brauchen Sie also nur 20 Minuten zusätzliche Zeit aufzubringen. Wenn Sie das Rad ausschließlich für Ihr Training nutzen, macht es keinen Unterschied, ob Sie ein einfaches Hollandrad oder ein hochwertiges Sportrad mit Schaltung benutzen. Mit beiden Modellen können Sie ein Training gemäß der oben genannten Richtlinien durchführen. Wenn Sie überdies wetterunabhängig sein wollen oder während des Radfahrens lesen oder fernsehen möchten (vielleicht müssen Sie auch ein Kind beaufsichtigen), bietet sich ein stationäres Heimfahrrad an.

Haben Sie wenig Zeit und viele Wege zu erledigen, werden Sie über kurz oder lang vermutlich zu einem hochwertigen Rad mit Gangschaltung greifen. Bewährt haben sich Mountainbikes, die auch 'mal ein Schlagloch verkraften, oder stabile Rennräder. Mit diesen Fahrrädern können Sie leicht mit allen Autos in der Stadt mithalten und so Ihr Training nebenbei erledigen.

Schwimmen

Schwimmen ist ebenfalls eine empfehlenswerte Aktivität, allerdings mit kleinen Nachteilen. Durch Schwimmen erreichen Sie Ihren Puls-Richtwert nur, wenn Sie sehr untrainiert sind. Zudem sind Sie zur Ausübung auf ein Schwimmbad angewiesen und müssen die Öffnungszeiten beachten.

Andererseits können Sie mit Schwimmen eine Sportart betreiben, die wie keine andere Ihre Gelenke schont und Verletzungen an Muskeln, Sehnen und Bändern ausschließt. Besonders sehr übergewichtige Menschen werden diesen Vorteil zumindest solange zu schätzen wissen, bis sich ihr Körpergewicht normalisiert hat. Sie brauchen ihre ohnehin schon stark belasteten Gelenke nicht weiter zu strapazieren, weil der Auftrieb des Wassers das Gewicht des Körpers weitgehend trägt. Beim Schwimmen kommt dem Rhythmuselement große Bedeutung zu. Atmung und Schwimmzüge sind im Rhythmus aufeinander abgestimmt. Sie können aus den verschiedenen Schwimmstilen jenen auswählen, der Ihnen von der Intensität her am besten zusagt. Langsames Brust- oder Rückenschwimmen sind weniger intensiv als zügiges Brustschwimmen oder Kraulen. Am anstrengensten ist der Butterfly-Stil, für den aber in der Regel lange Übung und eine gute Kondition vonnöten ist.

Wenn Sie während des Trainings bemerken, daß Sie außer Atem geraten, wechseln Sie zu einem weniger intensiven Stil oder verlangsamen Sie das Tempo. Sollten Sie nicht gut schwimmen können, beginnen Sie in hüft- bis brusttiefem Wasser. Sie können Ihre Bahnen gehen und mit dem Oberkörper unterstützende Brustschwimmbewegungen durchführen. Auf diese Weise werden sich Ihre Fähigkeiten im Schwimmen verbessern und Sie werden bald sicher genug sein, um in tieferem Wasser längere Distanzen zu schwimmen.

Haben Sie Ihre Leistung bereits so stark gesteigert, daß sie die angestrebte Pulsfrequenz nicht mehr erreichen, sollten Sie zu anderen Sportarten wie Gehen oder Laufen wechseln. So vermeiden Sie auch die negativen Auswirkungen auf das Unterhautfettgewebe, die ein langfristig angelegtes Schwimmtraining mit sich bringt: Zur besseren Isolation gegen Kälte wird Körperfett unter der Haut eingelagert, quasi umverteilt – Ihnen ist aber daran gelegen, dieses Fett für immer loszuwerden.

Aerobics

Aerobics können, wenn sie richtig betrieben werden, sehr nützlich für Ihre Zwecke sein und eine Menge Spaß machen. Leider sind mit steigender Popularität dieser Sportart einige schwarze Schafe aufgetaucht, die mit einem Aerobics-Kurs schnelles Geld verdienen wollen und denen es an der notwendigen Ausbildung fehlt. Wählen Sie deshalb Ihre Trainingsstätte sorgfältig aus. Aerobics-Kurse müssen auch nicht unbedingt teuer sein. Erkundigen Sie sich bei der nächstgelegenen Universität oder bei Sportvereinen vor Ort nach Angeboten. Wie schon beim Laufen sollten Sie auch bei Aerobics nicht an den Schuhen sparen. Sie setzen Ihre Sprunggelenke hohen Belastungen aus. Verzichten Sie lieber auf modische Accessoires und investieren Sie mehr in Ihre Schuhe.

Es gibt unterschiedliche Formen von Aerobics, die mehr oder weniger intensiv, bzw. gelenkschonend sind. Sprechen Sie mit den Übungsleitern und finden Sie einen Kurs, der für Sie passend ist. Für diese Aktivität gilt ebenso wie für die anderen Sportarten, daß Sie gerade zu Beginn Ihre Pulsfrequenz öfter überprüfen sollten. Stellen Sie sicher, daß Sie stets mit der richtigen Intensität trainieren. Denken Sie immer daran, daß Ihr Körper bei zu hoher oder zu niedriger Intensität nicht optimal Fett »verbrennt«!

Bodybuilding

Ein herkömmliches Bodybuildingtraining, oder besser ausgedrückt, progressives Gewichttraining, hat nur minimalen Einfluß auf Ihren Setpoint. Ein anstrengendes Gewichttraining braucht Pausen zwischen den einzelnen Sätzen, die im Sinne eines Ausdauertrainings zu lang sind. Zudem baut man mit diesem Training in erster Linie Kraft und Muskelmasse auf. Die Ausdauerleistung steigt über einen längeren Zeitraum nur mäßig an, da man Kraft, Schnellkraft, Ausdauer und Muskelmasse nicht völlig getrennt voneinander trainieren kann. Die

Anforderungen an die Muskeln sind zu komplex, um eine solche Spezialisierung zuzulassen. Ein Bodybuilding-Programm bietet Ihnen aber einen anderen großen Vorteil: Sie bauen Muskelmasse auf!

Diese Muskeln befähigen Sie nicht nur, ein wie auch immer geartetes Ausdauertraining effektiver auszuüben, sondern verbrauchen zur Energiegewinnung unter Belastung auch Fett. Dies geschieht aber keineswegs nur, wenn die Muskeln arbeiten, sondern auch in den Ruhephasen, wenn der Muskel sich erholt. Bei gleicher Aktivität verbraucht ein muskulöser Mensch wesentlich mehr Energie als ein wenig muskulöser. Der Stoffwechsel-Grundumsatz eines muskulösen Menschen liegt ebenfalls erheblich höher. Sie können ein Gewichttraining überdies so umstellen, daß es dazu geeignet ist, Ihren Setpoint zu senken. So schlagen Sie zwei Fliegen mit einer Klappe. Sie trainieren gleichzeitig Ihre Muskeln und Ihr kardiovaskuläres System – und verlieren Körperfett.

Ein herkömmliches Krafttraining ist meist so gegliedert, daß der Trainierende versucht, einzelne Muskeln oder kleinere Muskelgruppen zu isolieren und sie mit zwei bis drei Übungen so zu erschöpfen, daß sie mit Wachstum reagieren. Dazu werden von jeder Übung drei bis fünf sogenannte Sätze mit jeweils acht bis zwölf Wiederholungen ausgeführt. Zwischen den Sätzen liegen kurze Pausen, damit der Muskel sich soweit erholen kann, daß ein nächster Satz möglich ist.

Für einen effektiven Fettabbau sind bei einem solchen Training die Pausen zu lang und zu häufig, außerdem ist die Intensität in der Arbeitsphase zu hoch. Beim Krafttraining müssen die Muskeln im Sinne maximalen Muskelzuwachses isoliert werden, während Sie möglichst große Muskelgruppen trainieren sollten. Die Lösung des Problems heißt Zirkeltraining. Stellen Sie sich ein Trainingsprogramm zusammen, in dem Sie unmittelbar hintereinander, also ohne Pausen, verschiedene Übungen durchlaufen. Diese Übungen sollten so ausgewählt werden, daß sie größere Muskelgruppen beanspruchen.

Verzichten Sie vorerst auf Isolationsübungen für einzelne Muskeln. Geeigneter für den Fettabbau sind Übungen wie Bankdrücken, alle Formen des Ruderns, Kniebeugen, Ausfallschritte, Kreuzheben, Klimmzüge, Umsetzen und Drücken usw. In jedem besseren Fitness-Studio arbeiten heute Trainer, die Sie bei der Zusammenstellung Ihres Trainingsprogramms beraten können.

Nehmen Sie keine zu hohen Gewichte und führen Sie zwischen 15 und 25 Wiederholungen pro Satz aus. Dann wechseln Sie zur nächsten Übung und verfahren ebenso. Die Pause, die durch das Wechseln der Stationen entsteht, sollte nicht länger als 30 Sekunden sein. In dieser Zeit können Sie Ihre Pulsfrequenz überprüfen, um sicher zu gehen, daß Sie mit der richtigen Intensität trainieren. Führen Sie jede einzelne Wiederholung zügig, aber sauber aus, ohne Schwung in der Ausführung. Das relativ geringe Gewicht verleitet schnell dazu, die Übungen mit Schwung auszuführen. Dieser Schwung nimmt der Wiederholung aber ihre Effektivität und kann Ihren Gelenken und Sehnen schaden.

Wählen Sie die Übungen so aus, das Sie in 20 Minuten eine Runde vollendet haben. Dann können Sie pro Woche bei ein oder zwei Übungen einen weiteren Satz einfügen, bis Sie zwei Zirkel in etwa 40 Minuten vollendet haben. Wenn Sie sich an die neue Belastung gewöhnt haben, können Sie den Trainingsumfang nun langsam soweit steigern, bis Sie bei einer einstündigen Trainingseinheit Ihren Trainingszirkel dreimal durchlaufen.

Das Zirkeltraining-Diagramm zeigt, wie eine wöchentliche Steigerung aussehen könnte. Beginnen Sie das Trainingsprogramm, wie bei den vorhergehenden Sportarten auch, langsam und steigern Sie nicht zu schnell. Damit gehen Sie sicher, daß sich Ihr Körper der neuen Belastung anpaßt und vermeiden Überanstrengung oder Verletzungen. Wenn Sie der Meinung sind, daß Sie schneller oder langsamer steigern müßten, sollten Sie dies immer nach einer vernünftigen Analyse Ihres momentanen Trainingszustandes tun. Ziehen Sie hierzu ruhig den Trainer Ihres Studios zu Rate.

Abb. 6: Diagramm Zirkeltraining

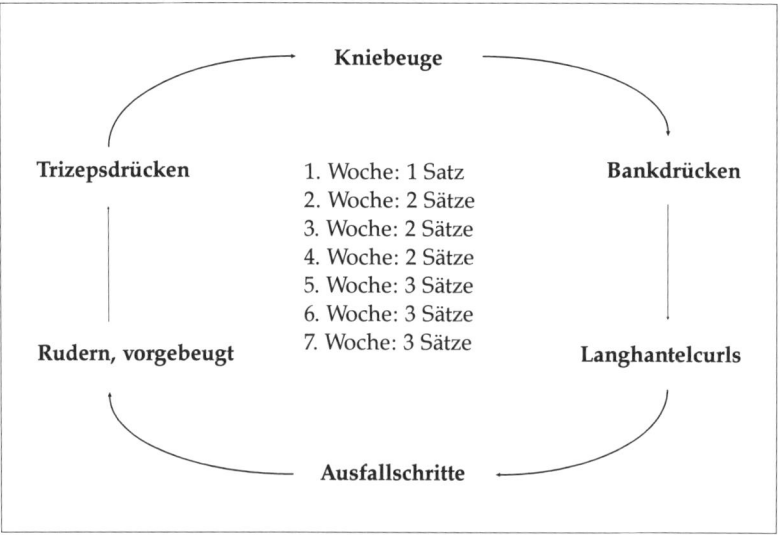

Ihre Pulsfrequenz sollte auch beim Zirkeltraining immer der Maßstab für die Belastung sein. Steigt der Puls zu stark, verlängern Sie die Pausen ein wenig und führen Sie die einzelnen Wiederholungen langsamer aus. Liegt Ihr Puls unterhalb der gewünschten Frequenz, verfahren Sie umgekehrt.

Variation

Sie müssen sich nicht unbedingt für eine Trainingsform entscheiden und dabei bleiben. Kombinieren Sie ruhig verschiedene Sportarten miteinander, z.B. zweimal Bodybuilding pro Woche mit zweimal Aerobics oder Gehen. Lassen Sie Ihrer Phantasie freien Lauf. Nicht die Sportart ist für den Fettverlust entscheidend, sondern Ihre gesamte körperliche Aktivität. Je aktiver Sie sind, desto mehr Energie verbrauchen Sie auch.

Behalten Sie aber stets im Gedächtnis, daß nur bei einem Training unter Berücksichtigung des Pulsrichtwertes (oder der Schwelle, ab der Sie nicht mehr nur durch die Nase atmen können und die Mundatmung einsetzt) Fette am effektivsten zur Energiegewinnung herangezogen werden.

Ein Training mit höherer oder niedrigerer Intensität verschiebt den Anteil der Fette, die vom Körper zur Energiegewinnung eingesetzt werden, in ungünstigere Proportionen. Da Ihr vorrangiges Ziel der Abbau von Körperfett ist, sollten Sie zumindest solange effektiv dafür trainieren, bis sie mit Ihrem Körperfettanteil zufrieden sind.

Diese Art von Training ist zwar nicht auf effektivste Steigerung der Ausdauerleistung, sprich kardiovaskuläre Fitness, ausgerichtet, doch auch in diesem Punkt können Sie völlig beruhigt sein: Auch ein regelmäßiges Training mit submaximaler (unter dem Maximum liegender) Intensität hat weitreichende positive Auswirkungen auf Ihr Herz- Kreislaufsystem.

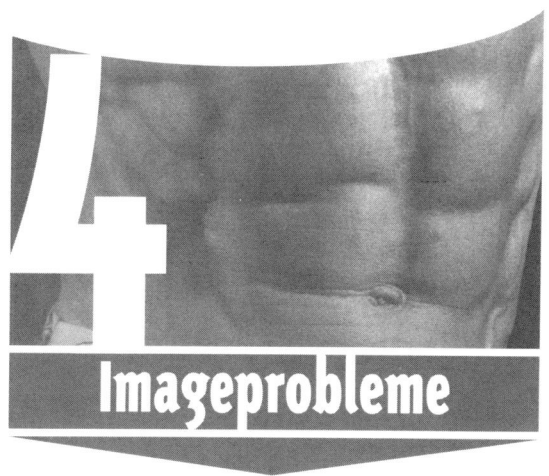

Imageprobleme

Falsche Normen

Erkennen Sie Ihren Körpertyp – und akzeptieren Sie ihn! Viele Menschen folgen Mode- oder Schönheitsidealen, die weder gesund noch vernünftig sind. Sie erinnern sich sicher an den Beginn der siebziger Jahre, als ein vielzitiertes Model namens Twiggy Furore machte und den »Mager-Look« kreierte. Viele Frauen, die diesem Vorbild folgten, luden sich Jahre des Frustes auf oder wurden im Laufe ihrer Bemühungen sogar magersüchtig, wie Twiggy selbst.

Über andere gesundheitliche und konditionelle Probleme dieser Frauen existiert leider wenige wissenschaftliches Material, aber ich bin sicher, daß es nicht wenig waren. Schönheitsideale unterliegen einem ständigen Wandel und müssen obendrein nicht immer dem Geschmack des einzelnen entsprechen. Rundliche Frauen, vom berühmten Maler Rubens auf vielen Bildern dargestellt, waren seinerzeit das Ideal einer gutaussehenden, gesunden Frau. Heutzutage würde man diese Frauen als »fett« bezeichnen und sich Gedanken machen über deren Blutfett- und Cholesterinwerte.

Seit langem versuchen Mediziner und andere Experten Tabellen und Richtwerte für ein Optimalgewicht aufzustellen. Aufgrund der Individualität des Menschen, die ihren Ausdruck auch in Körpergröße, Knochenbau und Muskulatur findet, können diese Tabellen und Rechenexempel aber oft nur mit ungenauen Werten dienen.

Gerade Menschen, die besonders groß oder klein sind, oder die sehr viel Sport treiben, finden sich in diesen Tabellen oft nicht entsprechend berücksichtigt. Ein männlicher Leistungs-Bodybuilder z.B. weist durch jahrelanges Training eine erheblich größere Muskelmasse auf als gleichgroße Männer seines Alters. Der Körperfettanteil hingegen liegt bei nur etwa fünf bis zwölf Prozent. Das ist weniger als die Hälfte dessen, was ein (schlanker) Durchschnittsbürger an Fett mit sich herumträgt.

Welche Blüten das Bemessen nach Tabellen und Normen treibt, kann man in England und den USA beobachten, wo die Lebens- und Krankenversicherungen körperliche Fitness und das Fehlen von Risikofaktoren in barer Münze vergüten. Nach gängiger Praxis ist dort ein Bodybuilder als übergewichtig anzusehen. Die Tabellen berücksichtigen lediglich das Gesamtkörpergewicht, nicht die Zusammensetzung dieses Gewichts. Da Fettleibigkeit ein Risikofaktor für Herz- und Gefäßerkrankungen ist, stuft man Leute mit hohem Körpergewicht in teure

Versicherungsklassen ein. Als Bodybuilder müssen Sie im Einzelfall den Nachweis erbringen, daß Ihr zusätzliches Körpergewicht gesunde Muskelmasse ist und kein großer »Rettungsring«.

Sehr viel aussagekräftiger, sowohl aus medizinischer als auch aus ästhetischer Sicht, ist die Bestimmung der fettfreien Körpermasse (engl. LBM = Lean Body Mass). Aus den oben genannten Gründen ist es aber auch hier nicht einfach, Tabellen mit Richtwerten aufzustellen. Die Körperzusammensetzung der Menschen ist zu unterschiedlich, als daß eine Norm ihnen gerecht werden könnte. Unsere Wissenschaft wäre allerdings nicht das, was sie ist, wenn sie nicht doch versucht hätte, unterschiedliche Körpertypen festzulegen.

Die Grundtypen des menschlichen Körpers

Ein allgemein anerkanntes Körpermerkmal-System unterscheidet drei grundlegende Körpertypen (Somatotypen), die, kombiniert man die einzelnen Merkmale in ihrer unterschiedlichen Dominanz (1-7) miteinander, zu 88 weiteren Untertypen führen. Die drei Grundtypen sind der ektomorphe, der mesomorphe und der endomorphe Typ.

Ektomorphe Menschen sind sehr schlank und nicht selten groß, wobei der Oberkörper im Verhältnis zu den Extremitäten eher kurz ist. Der Brustkorb ist klein und die Schultern sind schmal. Die Muskulatur ist gut zu erkennen und besteht meist aus langen, dünnen Muskeln. Hände und Füße sind ebenfalls schmal. Der Fettansatz ist bei diesen Menschen sehr gering. Der Gewichts-Kontroll-Mechanismus der Ektomorphen arbeitet so effizient, das sie selbst dann nicht zunehmen, wenn sie enorme Mengen an Nahrung verzehren. Der mesomorphe Typ hingegen zeichnet sich durch einen langen Oberkörper mit großem Brustkorb und breiten Schultern aus. Seine Muskulatur ist kräftig und gut ausgebildet. Der Fettansatz ist mäßig, verdeckt aber kleinere Muskeln und teilweise auch die Einschnitte zwischen größeren Muskeln. Der endomorphe Typ wiederum hat eine weichere Muskulatur, die mit breiten Hüften und einem kurzen Hals einhergeht. Sein Körper setzt Nahrungsfett sehr effektiv in Speicherfett um, was ihn gedrungen und rundgesichtig erscheinen läßt.

Sicher können Sie gewisse Grundzüge eines dieser Somatotypen an Ihrem Körper wiederfinden. Wenn Sie jetzt genauso mit der Person verfahren, mit der Sie sich am liebsten vergleichen, werden Sie schnell feststellen, ob Sie diesem Menschen jemals wirklich ähnlich sein können.

Ein Beispiel: Stellen Sie sich zwei Menschen vor, den einen sportlich und kräftig gebaut, mit stabilem Knochenbau; den anderen schmaler, mit feingliedrigerem Knochenbau. Daß diese beiden bei gleicher Größe schwerlich das gleiche Gewicht aufweisen können, ist offensichtlich. Der Zweite dürfte etwa fünf bis zehn Kilo leichter sein als der Erste. Trotzdem ist leicht vorstellbar, daß der Körperfettanteil des Ersten niedriger ist als der des Zweiten. An einem leichteren Knochengerüst mit weniger Muskeln läßt sich Fett leichter verbergen. Besonders in voller Bekleidung wird der leichtere, ektomorphe Mensch immer schlanker wirken als der muskulösere, mesomorphe Typ.

Ein mesomorpher Typ, der sich Gewicht und Erscheinungsbild eines ektomorphen zum Ziel macht, kann darüber verzweifeln. Er wird seinem ektomorphen Vorbild nie gleichen. Orientieren Sie sich daher nicht an Freunden, Fotomodellen oder berühmten Sportlern, wenn diese einen völlig anderen Körpertyp aufweisen! Konzentrieren Sie sich lieber darauf, das Beste aus Ihren Anlagen zu machen. Ihrer Gesundheit und Ihrem Wohlbefinden dient ein Körper mit niedrigem Fettanteil und trainierter Muskulatur mehr als Pfiffe von Anhängern falscher Schönheitsideale.

Versuchen Sie nicht, Ihr Gewicht auf 70, 60, oder 50 Kilo zu senken, weil dies so schöne gerade Zahlen sind. Das Gewicht ist ohnehin ein schlechter Indikator für gutes Aussehen. Nicht nur, daß es Ihnen in Abhängigkeit von Ihrem Körpertyp schwerfallen wird, ein bestimmtes Gewicht zu erreichen: Sie werden vermutlich in der Anfangsphase Ihres Trainings- und Ernährungsprogramms feststellen, daß Ihr Gewicht gleich bleibt oder sogar leicht ansteigt. Das sollte Sie nicht verunsichern, weil ein Wachstum der Muskulatur – und damit ein leichter Anstieg des Körpergewichts – eine normale Reaktion auf körperliches Training ist. Begrüßen Sie diesen Umstand, denn die neugewonnene Muskulatur wird nicht nur Ihre Bewegungen erleichtern, sondern auch mehr Fett verbrennen.

Befragen Sie lieber den Spiegel, wenn Sie sich ein Bild von Ihrer körperlichen Verfassung machen wollen, oder machen Sie Fotos in Badebekleidung. Diese Fotos, in viertel- oder halbjährlichen Abständen aufgenommen, sind nicht nur unbestechliche Zeugen für Ihre Fortschritte, sondern auch eine wichtige Quelle der Motivation. Schreiben Sie das Entstehungsdatum auf diese Fotos und notieren Sie Ihr Gewicht und die wichtigsten Körpermaße (Schultern, Brust, Taille, Hüfte, Oberschenkel). Messen Sie genau. Diese Daten sind für Sie bestimmt und sollten verläßlich sein. Setzen Sie sich realistische Ziele. Versuchen Sie, täglich zu trainieren, oder essen Sie weniger ungesunde Nahrungsmittel. Vergessen Sie Ihr Gewicht! Denken Sie lieber daran, Ihren Körperfettanteil zu senken. Wenn Sie Ihren Körpertyp erkannt haben, müssen Sie nicht länger wie Don Quichote gegen Windmühlen kämpfen. Sie erkennen Ihre Anlagen und machen das Beste daraus. Haben Sie Erfolg, können Sie auf das Erreichte stolz sein.

Ein Ernährungstagebuch, in dem Sie die am Tag verzehrten Mahlzeiten und Ihre Trainingseinheiten festhalten, hilft Ihnen, Ihr Verhalten zu kontrollieren. Führen Sie dieses Tagebuch regelmäßig und genau – beschönigen Sie nichts. So können Sie jederzeit nachvollziehen, wie sich Änderungen in Ernährung und Training auf Ihren Körper auswirken. Tips zum Aufbau eines Ernährungstagebuchs finden Sie in Anhang 1.

Zur Wahl erreichbarer Ziele gehört auch eine realistische Einschätzung des Zeitraums, in dem Sie diese verwirklichen können. Überschüssiges Körperfett lagert sich nicht über Nacht an, ebensowenig wird es über Nacht verschwinden. So erfolgversprechend Ihre anfänglichen Resultate vielleicht sein mögen: Anhaltender Erfolg beim Fettabbau erfordert ein langfristig angelegtes Programm.

Werden Sie aber nicht überkritisch! Quälen Sie sich nicht, wenn Sie einmal etwas Falsches gegessen oder getrunken haben oder eine Trainingseinheit ausfallen lassen mußten. Führen Sie sich den Fehler vor Augen und fahren Sie mit Ihrem Trainings- und Ernährungsprogramm fort. Versuchen Sie nicht, für einen falschen Snack die nächste Mahlzeit einzusparen! Mit einem neuen Fehlschritt kann man den alten nicht rückgängig machen. Orientieren Sie sich an Ihren Erfolgen, nicht an Ihren Fehlern.

Wie Sie Ihre Erfolge messen

Führen Sie ein Ernährungstagebuch, in das Sie alle Lebensmittel und Portionen eintragen, die Sie am Tag verzehrt haben, sowie Dauer und Art Ihres Trainings. Erfolg beim Fettabbau drückt sich aber nicht nur im Taillenumfang oder Rekorden im Ernährungstagebuch aus. Wenn Sie erst einmal Ihre Ernährung umgestellt haben und ein regelmäßiges Trainingsprogramm absolvieren, werden Sie auch ein neues Körpergefühl entdekken. Das hängt nicht nur damit zusammen, daß Ihnen Ihre täglichen Arbeiten mit kräftigeren Muskeln viel leichter erscheinen. Sie senken vor allem Ihren Setpoint und fixieren ihn auf einen niedrigeren Wert.

Der hohe Anteil komplexer Kohlenhydrate und Ballaststoffe in der Ernährung beschleunigen den Stoffwechsel zusätzlich. Ihr Energiehaushalt wird zunehmend ausgeglichener. Das Auf und Ab im Insulinkarussel weicht einem konstanten Energieniveau. Probleme wie Kopfschmerzen, Konzentrationsschwächen und Verdauungsschwierigkeiten nehmen zusehends ab. Öffnen Sie Ihre Augen auch für andere Anzeichen Ihres neuen Ichs und freuen Sie sich darüber, daß Sie der Diätfalle entkommen sind!

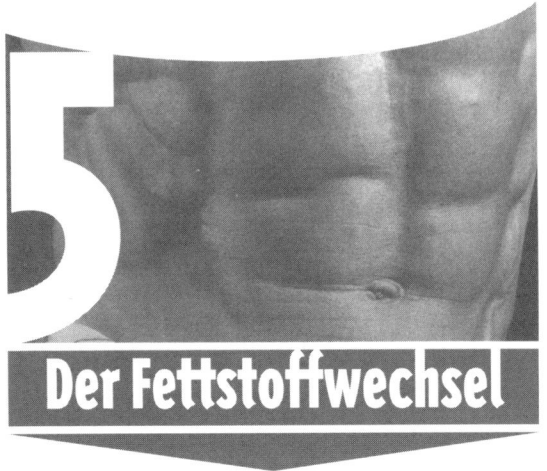

Der Fettstoffwechsel

Wenn Sie dieses Kapitel lesen, werden Sie unter anderem verstehen, warum Fett nur indirekt als Energielieferant eingesetzt werden kann, aus welchen Gründen es so wichtig ist, daß Sie Ihren Fettverzehr kontrollieren und warum einige Fette anderen vorzuziehen sind.

Sie werden auch verstehen, daß Sie – obwohl Sie Körperfett verlieren möchten – nicht völlig auf Fett in der Nahrung verzichten können. Doch dazu müssen wir uns eingehender mit den Nahrungsfetten, die eigentlich Fettsäuren sind und ihrer Verstoffwechselung im menschlichen Körper auseinandersetzen.

Aufbau der Fette

Fette zählen zu den Triglyzeriden, d.h. an ein Glyzerinmolekül sind drei Fettsäuremoleküle gebunden. Fettsäuren bestehen, wie Kohlenhydrate auch, aus den Elementen Kohlenstoff (C), Wasserstoff (H) und Sauerstoff (O). Man unterscheidet gesättigte, ungesättigte und mehrfach ungesättigte Fettsäuren.

Die Unterscheidung ergibt sich daraus, daß in den Molekülketten von ungesättigten bzw. mehrfach ungesättigten Fettsäuren eine oder mehrere Bindungen zwischen den Kohlenstoffatomen als Doppelbindung vorliegen. Die Unterschiede im Aufbau führen zu verschiedenen Erscheinungsformen. Fette, die viele lange, gesättigte Fettsäuren enthalten, liegen zumeist in fester Form vor (z.B. Butter Margarine, Bratenfett) während Öle einen höheren Anteil an ungesättigten Fettsäuren enthalten.

Die Fettverdauung

Die Verdauung der Fette beginnt eigentlich erst im Zwölffingerdarm. Zwar werden schon im Magen geringe Mengen Fett von Lipasen (auf Fette spezialisierte Verdauungsenzyme) gespalten, aber in seiner geschlossenen Form bietet das Nahrungsfett den Lipasen wenig Angriffsfläche.

Im Zwölffingerdarm werden dem Nahrungsbrei Gallensaft und Pankreaslipasen (Enzyme der Bauchspeicheldrüse) zugesetzt. Die im Gallensaft gelösten Salze zersetzen das Fett in kleinste Teilchen. Dadurch vergrößert sich die Oberfläche des Fetts deutlich und die Lipasen finden eine größere Angriffsfläche vor. Die Fettsäuren werden vom Glyzerin abgespalten. Mit Hilfe der Gallensäuren werden die wasserunlöslichen Fettbestandteile in eine wasserlösliche Form umgewandelt (Mi-

Abb. 7: Aufbau verschiedener Fettsäuren

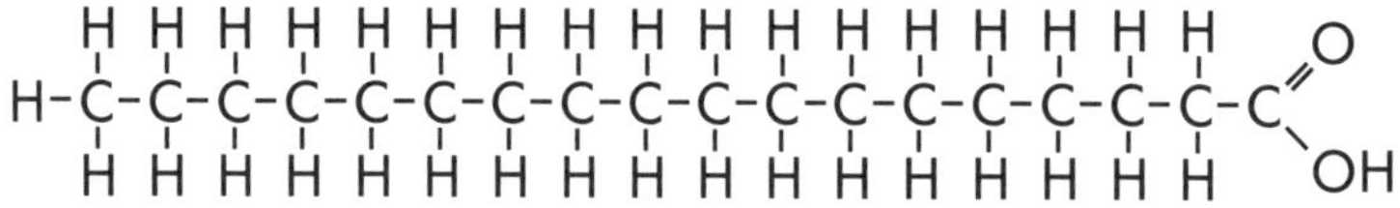

H–C–C–C–C–C–C–C–C–C–C–C–C–C–C–C–C–C–C⟨O / OH (mit H-Atomen oben und unten an jedem C)

Stearinsäure   gesättigte Fettsäure, jedes Kohlenstoffatom (C) bindet zwei Wasserstoffatome (H)

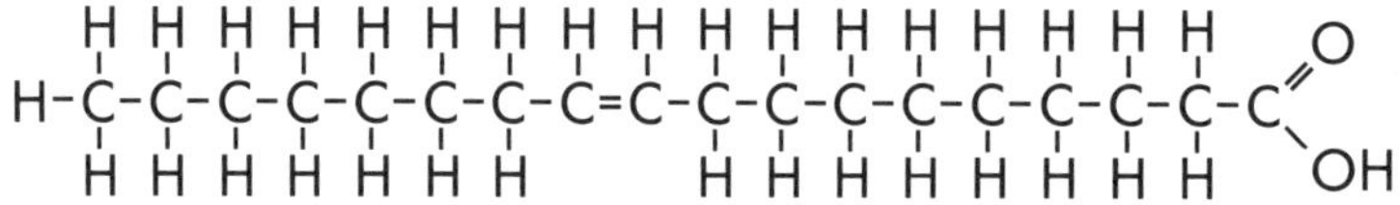

H–C–C–C–C–C–C–C=C–C–C–C–C–C–C–C–C–C–C⟨O / OH

Ölsäure   ungesättigte Fettsäure, zwischen dem 8. und 9. Kohlenstoffatom (C) liegt eine Doppelbindung (=) vor

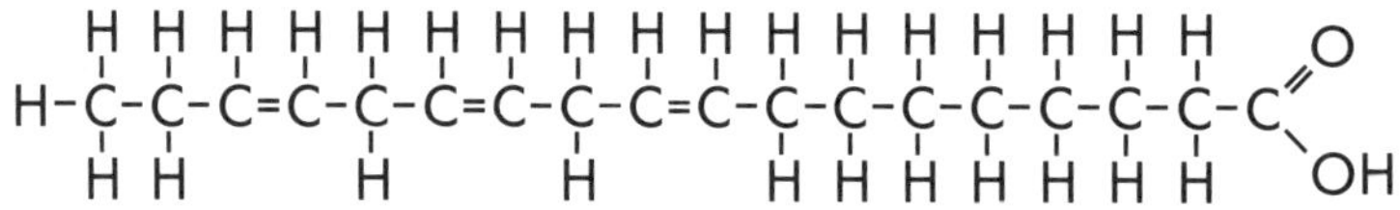

H–C–C–C=C–C–C=C–C–C=C–C–C–C–C–C–C–C–C⟨O / OH

Linolensäure   mehrfach ungesättigte Fettsäure, drei Doppelbindungen zwischen Kohlenstoffatomen

72

zellenbildung). In dieser Form können die Fettpartikel durch die Darmwand in die Dünndarmzellen transportiert werden. Dort werden sie teilweise wieder zu Triglyzeriden, diesmal körpereigenen, zusammengesetzt. Diese Triglyzeride werden nun von speziellen Eiweißen, Cholesterinen und Phospholipiden umhüllt und über das Lymphsystem abtransportiert. In der Schlüsselbeingrube besitzt der menschliche Körper einen Übergang zwischen Lymph- und Blutkreislauf. Mit dem Blut gelangen die Fette in die Leber, wo sie weiter aufgespalten werden.

Der nächste Abbauprozeß wird Beta-Oxidation genannt. Er erfolgt in mehreren Schritten. Im wesentlichen werden jeweils zwei C-Atome abgespalten und umgeformt. Dies geschieht in einem Abbauzyklus, der sich solange wiederholt, bis die meist 16 oder 18 C-Atome enthaltenden Fettsäuren in neun Acetyl-CoA-Gruppen zerlegt sind. Diese werden dann in einem weiteren komplizierten Abbauvorgang, dem Zitronensäurezyklus, endgültig zerlegt.

In der Leber verläuft auch der Umbau von überschüssigen Kohlenhydraten in Fett. Sie erinnern sich daran, daß kurzkettige Kohlenhydrate den Blutzuckerspiegel sehr schnell ansteigen lassen. Um den Blutzuckerspiegel wieder bei 80 bis 120 mg Glukose pro 100 ml Blut zu stabilisieren, transportiert der Körper die überschüssige Glukose in die Leber, wo sie in ihre Grundbestandteile aufgespalten wird. Daraus werden dann in der Leber Fettsäuren aufgebaut und die zugeführte Energie in dieser Form für schlechte Zeiten gespeichert. Kurzkettige Kohlenhydrate (ausgenommen Fructose) haben also nicht nur einen negativen Einfluß auf Ihr Energieniveau, sie tragen auch nicht unerheblich zum Aufbau von Speicherfett bei.

Abb. 8: Schematischer Ablauf der Fettresorption

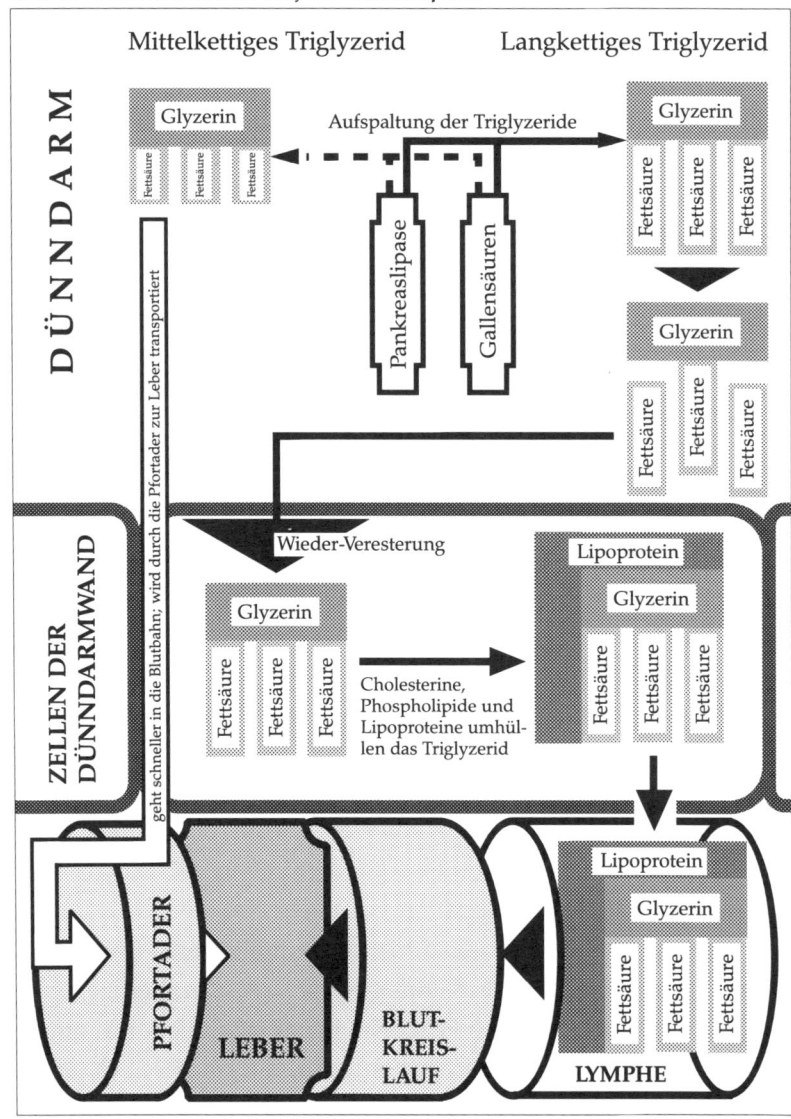

Bedeutung der Fette für den Menschen

Es wäre sicherlich unsinnig und gefährlich, Fett ganz aus der Ernährung streichen zu wollen. Im Fett sind die Vitamine A, D, E, und K gelöst. Sie können nur in Verbindung mit Fett aufgenommen und verstoffwechselt werden. Fett ist überdies die effektivste Art, Energie zu speichern. Außerdem ist Fett in vielen Körpergeweben enthalten und erfüllt dort vielfältige Funktionen. Aus dem gespeicherten Fett kann der Organismus fast alle benötigten Fettsäuren wieder synthetisieren. Dennoch gibt es einige Fettsäuren, die täglich zugeführt werden müssen und die für ein ordnungsgemäßes Funktionieren des Organismus unverzichtbar sind.

Diese Fettsäuren, Linolsäure und Linolensäure – beide mehrfach ungesättigt, müssen regelmäßig mit der Nahrung aufgenommen werden. Man nennt sie daher essentielle Fettsäuren. Hauptquelle für diese essentiellen Fettsäuren sind pflanzliche Fette und Öle. Achten Sie beim Einkauf aber darauf, daß diese möglichst schonend gewonnen und verarbeitet wurden. Für eine gesunde Ernährung empfehlen sich ausschließlich kaltgepreßte Pflanzenöle. Wenn Sie also Distel-, Oliven-, oder Sonnenblumenöl einkaufen, achten Sie darauf, das es sich nicht um gehärtetes Pflanzenöl (s.u.) handelt und daß es kaltgepreßt wurde. Überdies sollten Sie auch diese hochwertigen Pflanzenöle nur in Maßen zu sich nehmen. Als Faustregel gilt: Ein Eßlöffel pro Tag ist genug. Braten Sie damit (das Öl dabei nicht zu stark erhitzen), oder nutzen Sie es als Dressing für Salat.

Bei Margarine und Bratfett sollten Sie vorsichtig sein. Oft leidet die Qualität durch Verarbeitungsprozesse. Sie enthalten weniger Vitamin A und E. Durch die Härtung, der diese Produkte unterzogen werden, verwandelt sich ein großer Anteil der essentiellen Fettsäuren in Isomere. Isomere enthalten zwar dieselbe Anzahl Atome wie ihre Ausgangsmoleküle, sind aber in der räumlichen Struktur so verändert, daß der Körper sie nicht mehr erkennen und verwerten kann.

Die teuerste Sonnenblumenmargarine ist daher als Lieferant für die wichtigen essentiellen Fettsäuren ohne Wert, wenn sie gehärtet wurde. Einige Naturkostläden führen mittlerweile auch Margarine, die keine gehärteten Fette enthält.

Butter ist bei weitem nicht so schlecht wie ihr Ruf. Sie enthält über 200 verschiedene Fettsäuren, darunter auch mehrfach ungesättigte und kann im Rahmen einer fettreduzierten Ernährung durchaus empfohlen werden.

Egal, ob Sie nun Butter oder eine aus hochwertigen Pflanzenölen hergestellte Margarine als Brotaustrich verwenden: Nehmen Sie so wenig wie möglich davon. Auch hochwertige Fette machen dick. Bedenken Sie: Ein Eßlöffel kaltgepresstes Pflanzenöl deckt Ihren Tagesbedarf. Wenn Sie Margarine oder Butter verzehren, versuchen Sie, mit einer ähnlich geringen Menge auszukommen. Mit Vollkornprodukten, die Ihnen bereits in einem vorhergehenden Kapitel empfohlen wurden, führen Sie Ihrem Körper ebenfalls pflanzliche Öle zu.

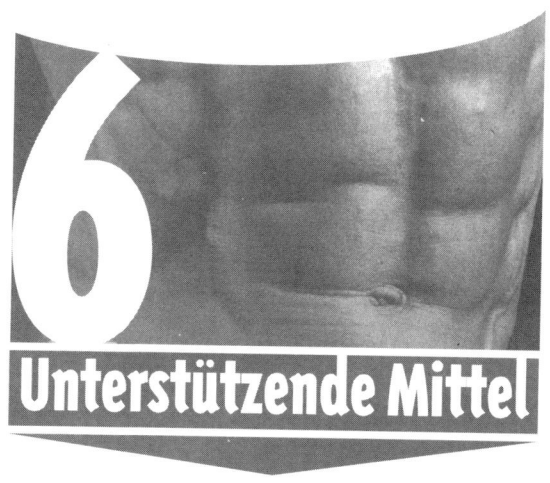

Unterstützende Mittel

MCT's – Die Ausnahme unter den Fetten

MCT's (engl. Medium Chain Triglicerides) sind mittelkettige Triglyzeride, also Fette. Sie sind in der Molekülgröße zwischen den kurzkettigen und den langkettigen Triglyzeriden einzuordnen. MCT's kommen in der Natur nur selten vor (Butter z.B. enthält geringe Mengen an MCT's), können aber künstlich, etwa aus Palmöl, hergestellt werden. In der Medizin werden sie bei der Ernährung von Patienten mit bestimmten Darmerkrankungen eingesetzt.

MCT's werden vom Körper anders verwertet als normale Fette: Wenn man ein MCT-Molekül mit einem langkettigen Triglyzerid vergleicht, fällt auf, daß beim MCT-Molekül kürzere Fettsäuren an das Glyzerin gebunden sind. Dieser Strukturunterschied ist für die erheblich schnellere Resorption von MCT's verantwortlich. Die MCT's gelangen über den Magen in den Dünndarm, wo sie von Gallensaft und Pankreaslipasen in ihre Bestandteile Glyzerin, Fettsäuren und Monoglyzeride aufgespalten werden. Diese werden ohne Mizellenbildung von der Dünndarmwand aufgenommen.

Wenn aufgrund der momentanen Verdauungssituation Gallensaft oder Pankreaslipasen nicht vorhanden sind, werden die MCT's ungespalten in die Darmwand aufgenommen und dort von zelleigenen Lipasen gespalten. Die verbleibenden Bestandteile gelangen nun in das Blut und über die Pfortader zur Leber, wo sie weiter abgebaut und zur Energiegewinnung herangezogen werden. MCT's liefern etwa ebenso schnell Energie wie kurzkettige Kohlenhydrate, ohne aber den Insulinspiegel hochschnellen zu lassen. Gleichzeitig bieten diese »Ausnahmefette« einen weiteren wichtigen Vorteil: MCT's können nicht als Depotfett gespeichert werden.

In Ihrer Ernährung können Sie das geruchs- und geschmacklose MCT-Öl zur Verbesserung einzelner Speisen einsetzen. Allerdings können Sie damit nicht kochen oder braten. Bei höheren Temperaturen werden die MCT-Moleküle zerstört. Mischen Sie statt dessen einen Eßlöffel MCT-Öl in fertige Gerichte, Salate oder Suppen, um den Geschmack zu verbessern – leicht fette Speisen schmecken besser. Gehen Sie aber sparsam mit MCT's um: Obwohl dieses Fett vom Körper anders verstoffwechselt wird, weisen MCT's die gleiche, hohe Energiedichte auf wie »normale« Fette. Wenn Sie also einen Eßlöffel MCT-Öl auf einer Mahlzeit verteilen, essen Sie insgesamt etwas weniger von diesem Gericht. Denken Sie nicht, Sie bräuchten lediglich alles Fett durch MCT's ersetzen und könnten weiter schlemmen wie bisher! Überdies werden MCT's nicht von allen Menschen vertragen. Manchmal werden Symptome wie leichte Übelkeit, Durchfall und Kopfschmerzen beobachtet (Feldmann/ Steinmetz 1986).

Um diese Symptome zu vermeiden, sollten Sie anfangs nur kleine Mengen MCT's zu sich nehmen. Beginnen Sie am besten mit einem Teelöffel pro Tag, um zu testen, wie Sie dieses Fett vertragen. Steigern Sie die Dosis nur langsam. Um es deutlich zu sagen: Sie brauchen keine MCT's, um abzunehmen. Es geht genausogut auch ohne. Betrachten Sie MCT's als kleine Hilfe, die Ihnen manche Speisen schmackhafter macht. Gönnen Sie sich eine MCT-Mahlzeit als Belohnung für einige Tage kontrollierter Ernährung oder eine erfolgreiche Trainingseinheit. Verzichten Sie zugunsten von MCT's nicht auf kaltgepreßte Pflanzenöle mit einem hohen Anteil von mehrfach ungesättigten Fettsäuren. MCT's enthalten weder Linol- noch Linolensäure.

Carnitin

1905 entdeckten die russischen Wissenschaftler Gulewitsch und Krimberg diese Aminosäure in Extrakten, die sie aus Fleisch gewannen. Daher auch der Name – im lateinischen heißt Fleisch »carnis«. Die Wissenschaftler verglichen die Konzentration von Carnitin im Blutplasma mit der im Muskelgewebe. Sie fanden ein Verhältnis von 1 zu 40 vor. Daraus schlossen sie, daß Carnitin wichtig für die Muskelfunktion sei.

Erst neuere Forschungen der US-Wissenschaftler Fritz und Yue führten zu präziseren Erkenntnissen. Bei ihren Untersuchungen an Leberzellen stellten sie fest, daß Carnitin maßgeblich am Transport von Fettsäuren zu den Mitochondrien beteiligt ist (Sie erinnern sich, Mitochondrien sind die Kraftwerke der Zelle). Der deutsche Arzt Dr. Hans Nieper hat mit großen Dosen Carnitin bei der Behandlung fettleibiger Patienten teilweise erstaunliche Erfolge erzielt. Der amerikanische Ernährungswissenschaftler Haas berichtet von meßbaren Fettverlusten bei Ringern, die über einen Zeitraum von mehreren Wochen täglich ein halbes Gramm Carnitin vor den Trainingseinheiten einnahmen.

Carnitin ist keine für den Körper essentielle Substanz; Mangelerscheinungen sind nicht bekannt. Carnitin wird zum einen über die Nahrung zugeführt, andererseits kann es vom Körper aus den Aminosäuren Methionin und Lysin synthetisiert werden, falls genügend Eisen, Vitamin C, Vitamin B6 und Niacin vorhanden ist. Carnitin könnte Sie Ihrem Ziel, anhaltendem Fettabbau, näherbringen. Erwarten Sie aber keine Wunder von dieser Substanz. Betrachten Sie es als kleine Hilfe auf dem Weg zu einem schlanken Körper. Ich würde Ihnen empfehlen, etwa ein Gramm Carnitin eine halbe Stunde vor Ihren Trainingseinheiten einzunehmen. Nebenwirkungen sind bei dieser Dosis nicht bekannt geworden, darüber hinaus handelt es sich bei Carnitin um eine körpereigene Substanz.

Der Einsatz von Carnitin für den Fettabbau ist nicht zwingend notwendig. Auch ohne die Zufuhr von Carnitin können Sie, allein durch kontrollierte Nahrungsaufnahme und regelmäßiges Training, Fett verlieren. Falls Sie es trotzdem versuchen möchten: Carnitin ist in Apotheken als Sirup erhältlich, aber relativ teuer. Über eine Apotheke können Sie Carnitin auch im Großhandel als kristallines Pulver bestellen. In Anhang 4 dieses Buches finden Sie die Adresse eines Großhändlers.

Wachstumshormon

Wachstumshormon (engl. HGH – Human Growth Hormone) ist das stärkste bekannte Hormon. Von der Hirnanhangdrüse (Hypophyse) wird es in winzigen Mengen schubweise, mehrmals täglich, ausgeschüttet. Wachstumshormon steuert eine Vielzahl von Stoffwechselvorgängen im Körper, für uns wichtig sind aber vor allem Auswirkungen dieses Hormons auf den Fettstoffwechsel. Schon eine geringfügige Steigerung der HGH-Menge erhöht auch die Menge der Fettsäuren, die zur Energiegewinnung eingesetzt werden.

Wachstumshormon wird in der Medizin zur Behandlung kleinwüchsiger Kinder eingesetzt. Zwergwuchs ist eine seltene Störung, die teilweise auf einen Mangel an körpereigenem Wachstumshormon zurückzuführen ist. HGH wurde ursprünglich in geringen Mengen aus den Hypophysen von Leichen gewonnen; heute kann dieses Hormon gentechnisch hergestellt werden. Allerdings ist es sehr teuer und die Anwendung des reinen Hormons bedarf ausführlicher begleitender Untersuchungen, da die Gefahr bleibender Nebenwirkungen besteht, wie z.B. Diabetes (Zuckerkrankheit) und/oder Akromegalie.

Akromegalie bezeichnet eine wucherungsartige Veränderung des Knochenwuchses, die vor allem an den Händen und im Gesicht auftritt und mit einer Verdickung der Haut am gesamten Körper einhergeht. Die betroffen Personen sehen buchstäblich aus wie Neandertaler. Wegen dieser gravierenden Nebenwirkungen ist von HGH-Injektionen grundsätzlich abzuraten. Im Leistungssport wird HGH zwar als Dopingmittel eingesetzt, da es dank seiner wachstumsfördernden Eigenschaften auch eine Zunahme an Muskelmasse erleichtert und bei

Dopingtests nur schwer nachzuweisen ist, doch für den Fettabbau können Sie Ihr körpereigenes Wachstumshormon nutzen, ohne Nebenwirkungen befürchten zu müssen.

Im menschlichen Gehirn wird Wachstumshormon produziert und eine gewisse Menge gespeichert, die dann bei Bedarf freigesetzt wird. Sie müssen also lediglich die Voraussetzungen für eine Ausschüttung des Hormons schaffen, um in den Genuß der fett »verbrennenden« Eigenschaften von HGH zu kommen. Dafür gibt es mehrere Möglichkeiten.

Gewichttraining
Wenn Sie ein progressives Gewichttraining betreiben, paßt sich Ihr Körper der neuen Belastung an. Ihre Hypophyse schüttet – vor allem direkt nach Abschluß des Trainings – vermehrt Wachstumshormon aus. Die höchsten gemessenen Ausschüttungen erfolgten bei wissenschaftlichen Tests nach einem Training von 45-60 Minuten Dauer – der Zeitspanne, die ich Ihnen für Ihr Training empfehle. Sie verbrennen also auch nach Abschluß Ihres Trainings mehr Fett; gleichzeitig wird der Muskelaufbau durch die vom Wachstumshormon eingeleiteten Aufbauprozesse unterstützt.

Fasten
Wenn Sie hungern, reagiert der Organismus ebenfalls mit einem verstärkten Ausstoß von Wachstumshormon. Ihr Blutzuckerspiegel fällt stark ab, und als Reaktion darauf wird von der Hypophyse HGH ins Blut ausgeschüttet. Allerdings können keine Nährstoffe in die Muskeln transportiert werden, wenn Sie keine Nahrung zuführen. Sie verlieren zwar Körper-

fett, gleichzeitig aber auch Muskelmasse. Da Sie nicht ständig fasten können, ohne letztlich zu verhungern (von Ihrer körperlichen und seelischen Verfassung bei einer Nulldiät ganz zu schweigen), gewinnen Sie für Ihr Leben nach der Fastenkur so gut wie nichts.

Obwohl Sie an Gewicht verloren haben, verfügen Sie über weniger aktives Gewebe, sprich Muskelmasse, als vorher. Da Ihr Organismus nicht zum anhaltenden Fettabbau erzogen wurde, werden Sie das verlorene Gewicht schnell wieder ersetzen, allerdings wird das neue Gewebe zu einem größeren Prozentsatz aus Fett bestehen als vor der Nulldiät. Diese Methode, den Körper zu einem erhöhten Ausstoß von HGH anzuregen, erweist sich also als Bumerang und ist nicht zu empfehlen.

Nulldiäten werden zwar von einigen Ärzten verordnet, um einen schnellen Gewichtsverlust bei stark übergewichtigen Personen zu erzielen, doch muß der Zustand des Patienten ununterbrochen kontrolliert werden, um einen Kollaps zu verhindern. Danach muß eine Änderung der Ernährungs- und Lebensgewohnheiten erfolgen, ohne die der Gewichtsverlust nicht von Dauer sein kann. Das Wissen um den HGH-Ausstoß bei niedrigem Blutzuckerspiegel können Sie sich aber auf eine andere Weise zunutze machen, wie Sie im nächsten Abschnitt sehen werden.

Aminosäuren

Ihnen ist mittlerweile bekannt, welch eine wichtige Rolle Aminosäuren in Ihrem Körper spielen. Mit zwei dieser Aminosäuren können Sie Ihre Hypophyse zur vermehrten Ausschüttung von Wachstumshormon bewegen. Diese Methode der Hypophysenstimulation wird von ungezählten Sportlern in aller Welt angewandt, L-Arginin und L-Ornithin können in den USA und Großbritannien in jeden Supermarkt erworben werden, in beinahe allen anderen europäischen Ländern – Holland, Frankreich, Belgien usw. – werden diese Substanzen ebenfalls als unbedenklich angesehen und sind als diätetische Lebensmittel frei verkäuflich. In Deutschland fallen diese Substanzen nicht unter das Lebensmittelrecht, sie sind apothekenpflichtig. Doch obwohl renommierte deutsche Ernährungswissenschaftler schon länger für eine Lockerung der strengen deutschen Gesetzgebung votieren, hat sich bisher in dieser Richtung wenig getan.

Achtung: Die nachfolgend beschriebene Methode ist für schwangere Frauen und Diabetiker nicht geeignet! Wenn Sie an Zuckerkrankheit leiden, holen Sie unbedingt zuerst den Rat Ihres Arztes ein, ehe Sie Aminosäuren zur gezielten Hypophysenstimulation einsetzen. Bei ansonsten gesunden Personen sind keine Nebenwirkungen zu erwarten.

Die Einnahme der Aminosäuren L-Arginin und L-Ornithin veranlaßt die Hirnanhangdrüse zur vermehrten Ausschüttung von Wachstumshormon. L-Arginin ist ein normaler Bestandteil Ihrer täglichen Ernährung und in beinahe allen Eiweißen enthalten. L-Ornithin, in einigen Lebensmitteln ebenfalls enthalten, wird überwiegend in der Leber aus zwei Argininmolekülen gebildet und erfüllt wichtige Funktionen im Leberstoffwechsel. Beide Aminosäuren können daher als körpereigene Substanzen angesehen werden; individuelle Unverträglichkeitsreaktion wie Unwohlsein oder Kopfschmerzen können in Einzelfällen, vor allem bei höheren Dosierungen auftreten, sind aber harmloser Natur und lediglich vorübergehend. Obwohl L-Arginin und L-Ornithin auch über die Nahrung zugeführt werden, können diese Aminosäuren die Hypophyse nur zur vermehrten Ausschüttung von Wachstumshormon anregen, wenn sie auf nüchternen Magen eingenommen werden.

Im Blut zirkulieren sog. Trägermoleküle, die Aminosäuren transportieren. Nur wenn L-Arginin und L-Ornithin an diese Trägersubstanzen gekoppelt sind, können sie die Blut-Hirn-Schranke (engl. Blood Brain Barrier) überwinden und ins Gehirn gelangen, wo sie die Hypophyse zu vermehrtem HGH-Ausstoß anregen. Die Anzahl dieser Transportmoleküle ist jedoch begrenzt und sie sind nicht auf einzelne Aminosäuren spezialisiert, sondern auf unterschiedliche Gruppen von Aminosäuren. Wenn nun nach einer proteinreichen Mahlzeit, z.B. einem Steak, alle 22 Aminosäuren in großen Konzentrationen im Blut vorliegen, bleiben für L-Arginin und L-Ornithin nur wenige Transportmoleküle übrig, die diese beiden Aminosäuren über die Blut-Hirn-Schranke transportieren könnten. So gelangen – trotz einer ausreichenden Menge L-Arginin und L-Ornithin im Blut – nicht genügend Moleküle dieser Aminosäuren ins Gehirn, um die Hypophyse zur Auschüttung von HGH zu reizen. Dies gilt auch für Aminosäurenkonzentrate, die alle Aminos enthalten.

Diese Sporternährungsmittel werden aus »kompletten« Proteinen gewonnen, aus Milch, Eiern oder Fleisch. Auch wenn alle Aminosäuren in freier Form vorliegen, das Eiweiß also gewissermaßen »vorverdaut« ist, wird die Hypophyse davon nicht beeinflußt, da im Blut einfach nicht genug Trägermoleküle vorhanden sind. Anderslautende Aussagen gewisser Sporternährungshersteller sind schlicht Unsinn und sollten als das verstanden werden, was sie wirklich sind: Ein schlechter Werbegag. Aminosäurenkonzentrate haben ihre Berechtigung in der Sporternährung, da sie den Athleten mit leicht verdaulichem Eiweiß versorgen, das oft weniger Fett enthält als herkömmliche proteinreiche Lebensmittel wie Fleisch oder Eier. Einen meßbaren Einfluß auf den Wachstumshormonspiegel über eine Hypophysenstimulation haben sie aber nicht.

Nur wenn L-Arginin und L-Ornithin auf nüchternen Magen eingenommen werden, d.h. im Abstand von etwa 3 Stunden zur letzten Mahlzeit, steigt die Menge dieser Aminos im Gehirn kurzfristig so stark an, daß der Schwellwert überschritten wird und die Hypophyse quasi »eingeschaltet« wird. Zudem ist zu diesem Zeitpunkt durch den erniedrigten Blutzuckerspiegel (mangels Kohlenhydraten) bereits ein HGH-Ausstoß »vorprogrammiert«, der durch die Aminosäuren noch verstärkt wird.

Für ein ordnungsgemäßes Funktionieren des HGH-Regelkreises sind außerdem noch andere Faktoren wichtig: Ihr Organismus muß über ausreichende Mengen an B-Vitaminen und Zink verfügen. Auch wenn Sie sich ausgewogen, d.h. mit viel Vollkornprodukten und frischem Gemüse ernähren, würde ich ein gutes Multivitaminpräparat empfehlen. Dem weitverbreitetem Mangel an Zink, einem wichtigen Spurenelement, kann durch ein Zinkpräparat abgeholfen werden. Sie brauchen aber keine Megadosen an Vitaminen und Zink – richten Sie sich nach den Einnahmeempfehlungen auf den Packungen der Medikamente. In Anhang 4 finden Sie Hinweise, die Sie beim Kauf von Vitamin- und Mineralstoffpräparaten beachten sollten.

In Deutschland sind in einigen sog. Body-Shops, Spezialgeschäften für Sporternährungsmittel und -bekleidung oder in Fitness-Studios L-Arginin und L-Ornithin in freier Form zu erhalten. Ansonsten können Sie diese Aminosäuren in der Apotheke kaufen. In Anhang 4 dieses Buches finden Sie Angaben zu deutschen Pharmafirmen, die freie Aminosäuren in Pulverform anbieten. Diese werden hochrein oder in Lebensmittelqualität normalerweise als Arzneimittelgrundstoff oder für biochemische Analysen verwendet. Das man freie Aminosäuren auch für andere Zwecke einsetzen kann, hat sich in Deutschland noch nicht überall herumgesprochen. Falls Ihr Apotheker sich weigern sollte, die Aminosäuren für Sie zu bestellen – suchen Sie sich einen anderen.

Am sinnvollsten nutzen Sie die Wirkungen von L-Arginin und L-Ornithin, wenn Sie diese Aminosäuren kurz vor dem Schlafengehen einnehmen, da der HGH-Ausstoß in den ersten Stunden des Schlafes mit Abstand am höchsten ist. Beginnen Sie mit einer Dosis von 1 Gramm L-Arginin und 1 Gramm L-Ornithin. Sie können diese Dosis langsam bis auf 3 Gramm von jeder Aminosäure steigern. Selbst eine Menge von zusammen 10 Gramm kann nach Meinung von Dr. Friedrich Reuss von der Sportphysiologischen Abteilung der Universität Ulm als unbedenklich angesehen werden, da vergleichbare Mengen auch mit Nahrungseiweißen erreichbar sind. Prüfen Sie einmal wöchentlich mit einem Blick in den Spiegel, ob Sie wirklich Fett verlieren. Bleiben Sie dann bei der Dosis, ab der sich keine Verbesserungen mehr einstellen.

Größere Dosierungen sind eher kontraproduktiv. Bedenken Sie, daß lediglich ein Schwellwert im Gehirn erreicht werden muß, um den HGH-Ausstoß anzuregen. Mehr L-Arginin oder L-Ornithin bedeutet also nicht automatisch eine höhere HGH-Auschüttung. Zudem belasten größere Eiweißmengen

Ihren Organismus, das Gewebe wird durch Abbauprodukte wie Harnsäure übersäuert. Enzymatische Stoffwechselprozesse auf zellulärer Ebene funktionieren dann nicht mehr optimal. Obendrein ist die Wirksamkeit dieser Aminosäurenkombination individuell verschieden. Während einige Leute überraschende Ergebnisse erzielen, bleibt der Erfolg bei anderen völlig aus. Falls Ihr Körperfettanteil als Mann bei mehr als 15% (bei Frauen höher als 25%) liegt, ist ohnehin wahrscheinlich, daß Ihr Wachstumshormonausstoß erheblich vermindert ist.

Als Faustregel: Je höher der Prozentsatz an Körperfett, desto schlechter reagiert Ihr Körper auf Zustände, die die Ausschüttung von HGH anregen. Falls sich also zunächst keine Erfolge einstellen, würde ich Ihnen raten, erst einmal durch Training und kontrollierte Ernährung Körperfett abzubauen und erst dann L-Arginin und L-Ornithin einzusetzen.

Frauen reagieren normalerweise besser auf Zustände, die den Austoß von HGH anregen. Das hängt mit dem höheren Östrogenspiegel des weiblichen Körpers zusammen. Verzichten Sie zur Optimierung Ihrer HGH-Auschüttung auf »Junk Food« und Nahrungsmittel, die größere Mengen an Einfachzuckern enthalten. Der Genuß von Alkohol vermindert den HGH-Ausstoß vorübergehend um bis zu 70%. Der Verzicht auf diese Lebens- und Genußmittel sollte Ihnen nicht schwerfallen, da Sie diese im Rahmen einer kontrollierten Ernährung sowieso weitgehend meiden.

Als letztes müssen Sie zu diesem Thema noch wissen, daß Sie auch die optimale Einnahmespanne der Aminosäurenkombination selbst herausfinden müssen. Wegen der großen individuellen Unterschiede in der Wirksamkeit sind auch hier keine genauen Angaben möglich. Versuchen Sie daher bei der Einnahme von L-Arginin und L-Ornithin in Zyklen zu arbeiten: Fünf Tage Einnahme, zwei Tage aussetzen oder drei Wochen Einnahme, eine Woche aussetzen sind gängige Zyklen.

Um anhaltend Körperfett abzubauen, müssen Sie diese Aminosäurenkombination nicht unbedingt einnehmen. Auch mit einer ausgewogenen, kontrollierten Ernährung und regelmäßigem Training allein werden Sie bereits sehr gute Erfolge verzeichnen. Wie schon beim Carnitin handelt es sich bei der Zufuhr von L-Arginin und L-Ornithin um unterstützende Maßnahmen, die – richtig eingesetzt – den Fettabbau beschleunigen. Falls Sie diese Aminosäurenkombination einsetzen möchten, hier noch einmal die wichtigsten Punkte:

· Es ist zweckmäßig, die Aminosäuren dann einzunehmen, wenn der Körper ohnehin HGH ausschüttet, am besten vor dem Zubettgehen.

· Die Einnahme sollte auf nüchternen Magen erfolgen und nicht in Verbindung mit Milch oder Milchprodukten, da das darin enthaltene Calcium die Aminosäuren bindet und so die Resorption beeinträchtigt. Am vorteilhaftesten ist die Einnahme mit Wasser, nicht aber...

· in Verbindung mit einfachen Zuckern, da ein erhöhter Blutzuckerspiegel den HGH-Ausstoß vermindert (Also keine Süßigkeiten, Obst oder andere kohlenhydratreiche Snacks vorher).

· Die Einnahme muß mit mindestens drei Stunden Abstand zu anderen Proteinen erfolgen (Konkurrenz um Trägermoleküle).

Essen Sie am besten im Zeitraum von drei Stunden vor der Einnahme der Aminosäuren gar nichts mehr, trinken Sie auch lediglich nur Wasser, da Fruchtsäfte Kohlenhydrate enthalten und Milch Protein und Calcium. Nach kurzer Zeit werden Sie sich daran gewöhnt haben, mit leerem Magen ins Bett zu gehen.

Anhang 1

Aufbau eines Ernährungstagebuchs
Gewöhnen Sie sich an, Art und Menge Ihrer Mahlzeiten, sowie die Uhrzeit täglich zu notieren. Fügen Sie Art und Dauer erwähnenswerter körperlicher Aktivität (Training, Hausputz o.ä.) hinzu. Wiegen Sie sich jeden 7. oder 10. Tag und notieren das Gewicht ebenfalls. Nach Möglichkeit sollten Sie auch jeden Monat oder jeden zweiten Monat ein Photo von Ihnen in Badebekleidung hinzufügen.

So erhalten Sie mit der Zeit ein verläßliches Journal, das Ihnen jederzeit erlaubt, Ihre Fortschritte zu bewerten. Aus den notierten Daten können Sie sogar detaillierte Erkenntnisse herauslesen: Welche körperliche Aktivität Ihnen zu dem größten

Fettverlust verholfen hat, welche Lebensmittel Ihre Fortschritte hemmen usw. Natürlich müssen Sie ehrlich sein: In das Ernährungstagebuch muß jede Mahlzeit eingetragen werden, auch der kleine Snack zwischendurch.

Notieren Sie zusätzlich die Gramm-Anteile von Kohlenhydraten, Proteinen und Fetten jeder Mahlzeit und rechnen Sie aus, welche Mengen an diesen Nahrungsbestandteilen Sie täglich aufgenommen haben. Dazu legen Sie sich am besten eine Liste an, in die Sie die Werte der von Ihnen bevorzugten Nahrungsmittel eintragen. Diese Werte können Sie entweder den Ettikettaufdrucken der Nahrungsmittel oder der »Großen GU Nährwerttabelle« entnehmen, die beim Novagenics-Verlag für DM 16,80 erhältlich ist.

Das Ernährungstagebuch wird Ihnen auf dem Weg zu dauerhaftem Fettverlust unersetzbare Dienste leisten und eine Quelle ständiger Motivation für Sie sein. Selbst wenn Sie sich eine Zeitlang nicht an Ihre Diät gehalten haben, wird Ihnen das Ernährungstagebuch helfen, schnell wieder in Form zu kommen. Rechts finden Sie ein Beispiel für den Aufbau eines Ernährungstagebuchs.

Abb. 9: Schema eines Ernährungstagebuchs

12.03.1993

Mahlzeiten:		In Gramm:		
Uhrzeit:	Zusammensetzung	Kohlenh.	Protein	Fett
09.00	100 g Müsli,	66.0	10.0	5.0
	0,2 l Milch 0,3% Fett	9.8	7.0	0.6
11.00	1 Apfel,	10.9	0.2	0.6
12.30	Linseneintopf, halbe Dose = 250g	25.0	11.5	8.5
15.30	1 Banane	18.8	1.1	0.2
	1 Joghurt 100g/1,5%	4.1	3.4	1.5
19.00	Roggenvollkornbrot, 3 Sch. = 100g	41.0	7.5	1.4
	Halbfettmargarine, 10g	0.04	0.16	4.0
	Harzer Käse, 20g	– –	6.0	0.15
1.00	1 Apfelsine	9.5	1.0	0.2
	1 Flasche Wasser 0,7 l	– –	– –	– –
	1 Flasche Orangensaft 0,7 l			
	ungesüßt	77.0	4.2	1.4
	Milch, 0,3% Fett 1 l	49.0	35.0	3.0

Gesamt:		311.14	87.06	26.55
Kalorien:		1244.56	348.24	238.95
Gesamtkalorien:	1831.75	davon Fettkalorien:		238.95

Gesamtfettaufnahme heute: *ca 13%*

Körperliche Aktivität: *Bodybuilding 1 Std*

Taille: *62 cm*   Gewicht: *69 kg*

Bemerkungen: *Fühle mich gut, Training lief super!*

93

Anhang 2

Der Glykämie-Index

Dieser Anhang behandelt noch einmal die Kohlenhydrate. Im ersten Teil dieses Buches wurden die Kohlenhydrate ihrer Zusammensetzung nach in drei Gruppen unterteilt: Einfachzucker (Monosaccharide), Oligosaccharide und Polysaccharide (komplexe Kohlenhydrate).

Die verschiedenen Arten von Kohlenhydraten haben unterschiedliche Auswirkungen auf Appetit, Energiehaushalt und Fettstoffwechsel. Dies ist vor allem auf das Ansteigen und Absinken des Insulinspiegels zurückzuführen. Über das Hormon Insulin reguliert der Körper, wieviel Glykogen in den Muskeln eingelagert wird, wieviel Energie in Form von Depotfett gespeichert wird und wann Sie wieder Appetit bekommen. Sogar Ihre Laune wird nachhaltig vom Insulinspiegel beeinflußt.

Der Glykämie-Index gibt an, wie schnell die aufgenommenen Kohlenhydrate den Insulinspiegel ansteigen lassen. Als Grundwert hat man für Glukose (Blutzucker) einen Wert von 100 angesetzt. Einfache Kohlenhydrate weisen in der Regel einen höheren Glykämie-Index auf als komplexe. Der Verzehr einfacher Kohlenhydrate zieht daher eine höhere Insulinausschüttung nach sich als der Verzehr von Kohlenhydraten mit niedrigerem Index.

Ausnahmen bestätigen allerdings auch hier die Regel. Sie wissen bereits, daß Fructose, obwohl von der Struktur her ein Monosaccharid, einen sehr niedrigen Glykämie-Index aufweist. Speisekartoffeln liefern vorwiegend komplexe Kohlenhydrate, haben aber nach neusten Erkenntnissen den hohen Glykämiewert von 98, sind also nicht zu empfehlen. Speiseeis wiederum enthält an Kohlenhydraten zum größten Teil Einfachzucker, wird aber aufgrund seiner Struktur nur langsam verstoffwechselt. Sein Glykämiewert beträgt etwa 35.

Kohlenhydrate mit niedrigem Glykämie-Index liefern im Normalfall gleichmäßig und anhaltend Energie. Sie sollten daher hauptsächlich Kohlenhydrate mit niedrigem Glykämie-Index zu sich nehmen. Der günstige Einfluß auf den Insulinhaushalt und damit auf den Appetit und das Maß der Fettspeicherung macht diese Kohlenhydrate zu einem wichtigen Faktor im Kampf um einen geringen Körperfettanteil.

Zucker

Fructose (Fruchtzucker)	20
Glucose (Traubenzucker)	100
Honig	87
Maltose (Malzzucker)	105

Getreide und Getreideprodukte

Buchweizen	55
Bircher Müsli	66
Cornflakes	80
Haferflocken	49
Mais	59
Reis (braun)	66
Reis (geschält)	72
Roggenvollkornbrot	42
Spaghetti	50
Spaghetti (Vollkorn)	42
Weißbrot	69
Weizenvollkornbrot	72
Weizenkleie	67
Weizenflocken	67

Gemüse und Hülsenfrüchte

Bohnen (gebacken)	40
Butterbohnen	36
Erbsen (tiefgefroren)	51
Kartoffeln (Instant Brei)	80
Kartoffeln (gebacken)	98
Kartoffeln (roh)	70

Kichererbsen	36
Kidneybohnen	29
Linsen	29
Sojabohnen	15
Süßkartoffeln	51
Rote Beete	64
Tomatensuppe	38

Obst

Äpfel (Golden Delicious)	39
Bananen	62
Grapefruit	26
Orangen	40
Orangensaft	46
Pfirsiche	29
Pflaumen	25
Kirschen	23
Rosinen	64

Milchprodukte

Joghurt	36
Magermilch	32
Speiseeis	36
Vollmilch	34

Verschiedenes

Mars-Riegel	68
Erdnüsse	13
Kartoffelchips	51

Anhang 3

Fettgehalt verschiedener Lebensmittel

Die folgende Tabelle gibt Ihnen Aufschluß über den durchschnittlichen Fettgehalt verschiedener Lebensmittel. Bei der Benutzung dieser Tabelle sollten Sie bedenken, daß sich je nach Zubereitungsart der Lebensmittel der Fettgehalt deutlich verändern kann. Deshalb lassen sich auch die Angaben für frische Lebensmittel nicht mit denen für bereits zubereitete vergleichen. Das Gleiche gilt natürlich auch im umgekehrten Sinne.

Obwohl diese Tabelle mit großer Sorgfalt zusammengestellt wurde, kann es zu Abweichungen gegenüber anderen Angaben oder Tabellen kommen. Dies ist leider nicht immer auszuschließen, weil manche Quellen offenlassen, ob es sich um die

Werte völlig unbehandelter oder bereits in irgendeiner Form
veränderter Nahrungsmittel handelt. Bei Fertiggerichten, Kon-
serven oder ähnlichem sollte grundsätzlich der Verpackungs-
aufdruck zu Rate gezogen werden. Wie in Kapitel 5 bereits aus-
führlich behandelt, gibt es verschiedene Arten von Fetten. Die
Lebensmittel, die große Mengen der hochwertigen, mehrfach
ungesättigten Fettsäuren beinhalten, wurden an dieser Stelle
mit einem Sternchen gekennzeichnet. Im wesentlichen handelt
es sich hierbei um pflanzliche Fette und Öle oder Lebensmittel,
die reich an diesen sind, wie Nüsse und Avocados.

Fisch wurde aufgrund seines hohen Gehaltes an Omega-
3-Fettsäuren, die positive Auswirkungen auf die Blutfettwerte
haben, ebenfalls mit einem Stern gekennzeichnet.

Auf eine Differenzierung zwischen verschiedenen Nahrungsmitteln einer Gruppe, wie beispielsweise Diät- oder Nor-
malkost wurde bewußt verzichtet, weil diese Hinweise den Ver-
packungsaufdrucken der Hersteller zu entnehmen sind. So
finden Sie etwa zu fast allen Aufschnitt- oder Käsesorten fett-
verminderte Pendants.

Käse besteht zu unterschiedlich hohen Anteilen aus Wasser.
Die Angabe »Fett in Tr.« gibt den Fettgehalt des Käses in seiner
Trockenmasse (Tr.) an, also ohne Wasser. Der Fettgehalt von 100
Gramm Käse mit 45% Fett beträgt also immer unter 45 Gramm.
Manche Hersteller von fettreduzierten Lebensmitteln machen
sich diesen Unterschied zunutze, indem sie lediglich den
Gesamtfettgehalt eines Käses angeben. Beträgt dieser z.B. 25
Gramm, ist es durchaus möglich, daß ein anderer Käse mit 40
Prozent Fett in Tr. ebenfalls nur 25 Prozent seines Gesamtge-
wichts in Form von Fett enthält. Meistens ist dieser dann, weil

nicht mit »Diät« oder »leicht« ettikettiert, deutlich billiger. Solange für diese und ähnliche Begriffe keine verbindlichen Bestimmungen des Gesetzgebers existieren, sollte man im Zweifelsfall lieber rechnen und vergleichen.

Lebensmittel	Portion	Fett in g
Fette und Öle		
Butterschmalz	10 Eßlöffel	100
alle Öle	10 Eßlöffel	100
Butter*	10 Eßlöffel	82
Margarine	10 Eßlöffel	80
Speck, mager	3 Scheiben	70
Hülsenfrüchte		
Bohnen, grün, Dose	100 Gramm	1
Bohnenkeimlinge	100 Gramm	0
Bohnen,weiß	100 Gramm	2
Erbsen, frisch	100 Gramm	1
Linsen	100 Gramm	1
Sojabohnen, getrocknet	100 Gramm	18
Samen und Nüsse		
Buchweizen	100 Gramm	2
Walnüsse*	100 Gramm	63
Haselnüsse*	100 Gramm	62

Erdnüsse	100 Gramm	47
Mandeln*	100 Gramm	54
Paranüsse*	100 Gramm	67

Eier

verlorene Eier	2 Stück	13
Vollei	100 Gramm	10
Eigelb	100 Gramm	32

Fleisch und Wurstwaren

Bierschinken	100 Gramm	19
Bockwurst	100 Gramm	25
Bratwurst, Schwein	100 Gramm	32
Bratwurst, Kalb	100 Gramm	31
Cervelatwurst	100 Gramm	43
Diätaufschnitt (Salami, Cervelatwurst, Lachsschinken gemischt)	100 Gramm	15
Diätleberwurst	100 Gramm	24
Ente	100 Gramm	17
Fleischwurst	100 Gramm	27
Frankfurter Würstchen	2 Stück	21
Huhn, Brust, ohne Haut	100 Gramm	12
Huhn, Keule	2 Stück	21
Hühnerleber	100 Gramm	5
Hähnchenfleisch in Aspik	4 Scheiben	5
Hammelfleisch, Kotelett	100 Gramm	32
Hammelfleisch, Keule	100 Gramm	18
Hase	100 Gramm	3

Hirsch	100 Gramm	3
Hirn	100 Gramm	9
Jagdwurst	100 Gramm	29
Kalbshaxe	100 Gramm	2
Kalbsschnitzel	100 Gramm	2
Kalbfleisch, gegart	100 Gramm	2
Kalbfleisch, gebraten	100 Gramm	18
Kaninchen	100 Gramm	8
Lachsschinken	100 Gramm	7
Leberwurst	100 Gramm	41
Leberpastete	100 Gramm	29
Mettwurst	100 Gramm	51
Mett	100 Gramm	32
Pute, gebraten	100 Gramm	10
Rindfleisch, mager	3 Scheiben	31
Rind, Filet	100 Gramm	4
Rind, Zunge	100 Gramm	16
Rind, Tartar	100 Gramm	4
Roastbeef	100 Gramm	19
Salami	100 Gramm	50
Schweineschnitzel	100 Gramm	8
Schwein, Filet	100 Gramm	10
Schwein, Kamm	100 Gramm	32
Schwein, Lende	3 Scheiben	29
Schwein, Schulter	100 Gramm	35
Schwein, Würstchen	3 Stück	52
Schinken, gekocht	3 Scheiben	17
Truthahn	100 Gramm	15
Weinbergschnecken	100 Gramm	1

Fisch, See- und Meerestiere

Aal	100 Gramm	26
Austernfleisch*	100 Gramm	1
Forelle	100 Gramm	2
Friesen-Krabben	100 Gramm	2
Fischstäbchen*	100 Gramm	2
Hering	100 Gramm	12
Kabeljau-Steaks	100 Gramm	2
Karpfen	100 Gramm	4
Lachs	100 Gramm	9
Makrele	100 Gramm	12
Muscheln	100 Gramm	7
Rotbarsch*	100 Gramm	2
Schellfisch	100 Gramm	0
Scholle	100 Gramm	1
Scholle, gegrillt	100 Gramm	9
Seelachs*	100 Gramm	1
Seezunge*	100 Gramm	1
Shrimps	100 Gramm	3
Thunfisch in Öl	100 Gramm	16
Thunfisch (in Wasser)	100 Gramm	9

Gemüse

Avocado*	100 Gramm	24
Auberginen	100 Gramm	0
Artischocken	100 Gramm	0
Blumenkohl	100 Gramm	0
Broccoli	100 Gramm	0
Chicoree	100 Gramm	0

Chinakohl	100 Gramm	0
Endivien	100 Gramm	0
Feldsalat	100 Gramm	0
Gurken	100 Gramm	0
Grünkohl	100 Gramm	1
Kartoffeln	100 Gramm	1
Kresse	100 Gramm	0
Kohlrabi	100 Gramm	0
Mangold	100 Gramm	0
Möhren	100 Gramm	0
Meerrettich	100 Gramm	0
Paprika	100 Gramm	0
Porree	100 Gramm	0
Rote Beete	100 Gramm	0
Sauerkraut	100 Gramm	0
Spargel	100 Gramm	0
Spinat	100 Gramm	0
Sellerie	100 Gramm	0
Tomaten	100 Gramm	0
Zwiebeln	100 Gramm	0

Saucen

Cocktailsauce	100 Gramm	20
Italian Dressing	100 Gramm	41
Kartoffelsalatsauce	100 Gramm	36
Gartenkräuterdressing	100 Gramm	31
Meerrettichsauce	100 Gramm	30
French Dressing	100 Gramm	25
Catalina Dressing	100 Gramm	49

Suppen

Blumenkohlsuppe	250ml	2
Eiermuschelsuppe	250ml	2
Hühnersuppe mit		
Frischeinudeln	250ml	2

Brot, Backwaren und Getreide

Graubrot*	2,2 Scheiben	1
Knäckebrot	10 Scheiben	1
Pumpernickel*	2,5 Scheiben	1
Zwieback	10 Stück	1
Weißbrot	3 Scheiben	1
Weizenvollkornbrot*	2 Scheiben	1

Früchte

Ananas	100 Gramm	0
Apfel, getrocknet	100 Gramm	2
Apfelsine	100 Gramm	0
Aprikosen	100 Gramm	0
Bananen	100 Gramm	0
Birnen	100 Gramm	0
Brombeeren	100 Gramm	1
Erdbeeren	100 Gramm	0
Heidelbeeren	100 Gramm	1
Himbeeren	100 Gramm	0
Johannisbeeren	100 Gramm	0
Kirschen	100 Gramm	0
Mandarinen	100 Gramm	0
Melone	100 Gramm	0

Pampelmusen	100 Gramm	0
Pfirsich	100 Gramm	0
Pflaumen	100 Gramm	0
Preißelbeeren	100 Gramm	1
Quitten	100 Gramm	1
Rhabarber	100 Gramm	0
Rosinen	100 Gramm	1
Stachelbeeren	100 Gramm	0
Weintrauben	100 Gramm	1

Pilze

Champignons, Dose	100 Gramm	1
Pfifferlinge	100 Gramm	1
Steinpilze	100 Gramm	0

Anhang 4

Aminosäuren und Vitamine

Freie Aminosäuren und Vitamin-/Mineralstoffpräparate in akzeptablen Dosierungen sind in Deutschland apothekenplichtig, teilweise fallen sie sogar unter das Arzneimittelgesetz. In den meisten anderen Ländern Westeuropas und den USA sind derartige Präparate als Nahrungsergänzungsmittel eingestuft und überall frei verkäuflich.

Die Gesetzeshürde zwingt die Importeure hochwertiger ausländischer Präparate zu abenteuerlichen Kapriolen. In einigen Bundesländern werden z.T. Zulassungen vergeben, in anderen nicht. In vielen Regionen hat sich ein regelrechter grauer Markt entwickelt. Wer daher freie Aminosäuren oder gute Multivitaminpräparate bei uns erwerben möchte, sollte sich zuerst vor Ort in Body-Shops und Sportstudios umsehen. Werden Sie dort nicht fündig, sollten Sie einen Apotheker Ihrer Wahl beauftragen, die gewünschten Produkte zu bestellen. Die handelsüblichen Zuschläge in Apotheken betragen in der Regel 30% des Einkaufspreises, zuzüglich Mehrwertsteuer. Bei grösseren Aufträgen oder Sammelbestellungen sollten Sie zumindest versuchen, einen Rabatt herauszuhandeln. Bei den nachfolgend aufgeführten Aminosäurepräparaten erfragen Sie die Preise bitte bei Ihrem Apotheker.

Aminosäuren

Freie Aminosäuren in Spitzenqualität liefert die Firma *Merck* (jedem Apother ein Begriff). Diese Aminos werden eigentlich für biochemische Zwecke hergestellt und sind von höchster Reinheit. Die Mindestabnahmemenge beträgt 100g pro kristalliner Aminosäure. Erschrecken Sie nicht, wenn auf den Etiketten dieser Aminosäuren auch Angaben über den Schwermetallgehalt zu finden sind: Für Chemiker sind diese Angaben unverzichtbar, um zu korrekten Versuchsergebnissen zu gelangen. Der Schadstoffgehalt dieser Aminos beträgt jedenfalls nur ein Bruchteil der Menge, die in Lebensmitteln oder Arzneimittelgrundstoffen in Lebenmittelqualität enthalten sind.

Zur Hypophysenstimulation benötigen Sie L-Arginin und L-Ornithin. L-Ornithin ist nur als Monohydrochlorid lieferbar – als Salz der Salzsäure. Diese Aminosäure ergibt, in Wasser gelöst, eine schwache Säure und sollte daher zur Einnahme in einem vollen Glas Wasser aufgelöst werden. Aber deswegen haben Sie nichts zu befürchten: Ihr Magen kann mit schwachen

Säuren sehr gut umgehen. Aspirin (Acetylsalycylsäure) und herkömmlicher Weinessig, nichts anderes als verdünnte Essigsäure, bereiten Ihnen ja auch keine Probleme.

L-Carnitin und alle anderen Aminosäuren in Lebensmittelqualität liefert die Firma *Fährhaus Pharma* in 2000 Hamburg 63, Fuhlsbüttlerstr. 711-713, allerdings erst ab 500g pro kristalliner Aminosäure. Hier empfiehlt sich der Menge wegen eine Sammelbestellung. L-Carnitin sollten Sie, wie die anderen Aminos auch, in Wasser gelöst einnehmen. L-Carnitin ist auch als Sirup von den Firmen *Nefro-Pharma* und *Dr. Dietl Pharma* erhältlich. Beides sind aber verschreibungspflichtige Medikamente und, gemessen an der Dosierung, sehr teuer.

Falls Ihnen die Dosierung der Aminosäuren in Pulverform zu umständlich erscheint, bitten Sie Ihren Apotheker, jeweils 1 Gramm von jeder Aminosäure abzuwiegen und die Menge an einem Meßlöffel zu kennzeichnen. Eine zweite Möglichkeit wäre, die Aminos in Gelatinekapseln zu füllen. Auch das wird Ihr Apotheker gegen ein geringes Entgelt übernehmen.

Vitamine und Mineralstoffe

In Deutschland sind gute Vitamin- und Mineralstoffpräparate dünn gesät – unverständlich angesichts unserer leistungsfähigen Pharmaindustrie. Trotz wachsenden Ernährungsbewußtseins verwenden deutsche Pharmahersteller häufig immer noch zweitklassige Rohstoffe in ihren überteuerten Produkten. Achten Sie beim Kauf daher auf folgende Punkte:

Vitamin A sollte nach Möglichkeit als Beta-Carotin vorliegen. Retinol kann in Einzelfällen bei längerdauerndem Gebrauch und hoher Dosierung Nebenwirkungen nach sich ziehen

(Schwangere, oder Frauen, die die Pille nehmen, sollten sich daher auf 5000 I.E. Retinol pro Tag beschränken); Retinolpalmitat (künstlich hergestelltes Vitamin A) hat eine schwächere Wirksamkeit als reines Retinol.

Folsäure sollte in Mengen von mindestens 400 mcg (Tagesdosis) enthalten sein, Vitamin E als Delta-Alpha-Tocopherol mit mindestens 100 I.E. (Tagesdosis).

Die Mineralstoffe Magnesium und Calcium sollten nicht als Carbonat vorliegen, da diese Verbindungen vom Körper kaum resorbiert werden. Zink, für einen funktionierenden Hormonhaushalt unverzichtbar, sollte in Mengen von mindestens 20 mg vorhanden sein. Selen, ein potentes Antioxidans, darf ebenfalls nicht fehlen.

Weitergehende Informationen zu Vitaminen und Mineralstoffen können Sie dem Buch »Die Steroid Alternative« von Klaus Arndt, erschienen im Novagenics Verlag, entnehmen.

Vitamin- und Mineralstoffpräparate finden Sie in jedem Reformhaus, in Apotheken, Drogerien und Supermärkten.

Literatur

ARNDT, Klaus: Leistungssteigerung durch Aminosäuren, Novagenics Verlag, Arnsberg 1988

ARNDT, Klaus: Leistungssteigerung durch Aminosäuren – Update 1, Novagenics Verlag, Arnsberg 1990

BASS, Clarence: Ripped – The Sensible Way To Achieve Ultimate Muscularity, Ripped Enterprises, Albuquerque (USA) 1980

BASS, Clarence: The Lean Advantage 2; Ripped Enterprises, Albuquerque, New Mexico (USA) 1989

BREDENKAMP, Andreas: Bodybuilding – Anabolika/Eiweiß, Eigenverlag, Münster 1985

REMINGTON, D.; Fisher, G.; Parent, E.: How To Lower Your Fat Thermostat; Vitality House Int. Inc., Provo, Utah (USA) 1983

CHINERY, Scott: Human Growth Hormone, L&S Research, Toms River, New Jersey (USA) 1983

COSCETTE, Karen: The Amazing Supplement Carnitine, in: Natural Physique 1/1990

DUSIKA, Ferry: Dicke essen zuwenig, Droemersche Verlagsgesellschaft Knaur, München 1987

EXNER, Eva: Kalorientabelle; Heyne Verlag, München 1975

EXNER, Eva u. Susanne: Kalorien- und Kohlenhydrattabelle, Heyne-Verlag, München 1987

FELDHEIM, Walter Prof. Dr.; Steinmetz, Ruth Dr. AOR: Ernährungslehre, Verlag W. Kohlhammer, Stuttgart, Berlin, Köln, Mainz 1986

FINKEL, Marion F.: Human Growth Hormone, in: American Journal Of Medicine, 1962

HAAS, Robert: Die Dr. Haas Top-Diät, BLV Verlagsgesellschaft, München 1986

HAAS, Robert: Die Dr. Haas Leistungsdiät, BLV Verlagsgesellschaft, München 1983

HAMM, Michael: Dick durch Diät?, Mosaik Verlag, München

HARTO, M.; Havel, R.J.; Copinschi, G.; Earll, J.M.; Ritchie, B.C.: Relationship Between Changes In Serum Level Of Growth Hormone And Mobilization Of Fat During Exercise In Man, in: Quart. J. exp. Physiol. 52/1967

HATFIELD, Frederick C.: The Complete Guide To Powertraining, Fitness Systems Inc., (USA) 1983

HATFIELD, Frederick C.: Bodybuilding – A Scientific Approach; Contemporary Books, Chikago (USA) 1984

INZINGER, Max; Wagner, Günther: Ernährungstraining, Falken-Verlag, Niedernhausen 1988 de MAREES, Horst: Sportphysiologie, Tropon Verlag 1987

MIRAM, Wolfgang; Scharf, Karl-Heinz (Hrsg.): Biologie heute, Hermann Schroedel Verlag KG, Hannover 1981

NICOLIN, Marianne: Tabellen für Joule (Kalorien), Buch und Zeit Verlagsgesellschaft, Köln 1985

PARILLO, John; Dunsky, Lisa: Caprylic Triglyzeride, in: Natural Physique 4/1989

POLACHOWSKI, Wolfgang: Powerfood; Novagenics Verlag, Arnsberg 1990

SCHULER, K.; Bamberger, G.; Bischoff, G.: Grundstufe Gastgewerbliche Berufe, Hermann Schroedel Verlag KG, Hannover 1983

SCHWARZENEGGER, Arnold: Das große Bodybuildingbuch, Heyne Verlag 1986

STRAUß, E. Prof. Dr.; Dobers, J.; Hoff, P.: Biologie, Hermann Schroedel Verlag KG, Hannover 1979

Empfehlenswerte Bücher mit Rezeptteil:

HAIGH, Rachel: Vollwertkost, Gesund essen, Medien Creativ Service, Hamburg 1987

HAAS, Robert: Die Dr. Haas Top-Diät, BLV Verlagsgesellschaft, München 1986

HAAS, Robert: Die Dr. Haas Leistungsdiät, BLV Verlagsgesellschaft, München 1983

DUSIKA, Ferry: Dicke essen zuwenig, Droemersche Verlagsgesellschaft Knaur, München 1987